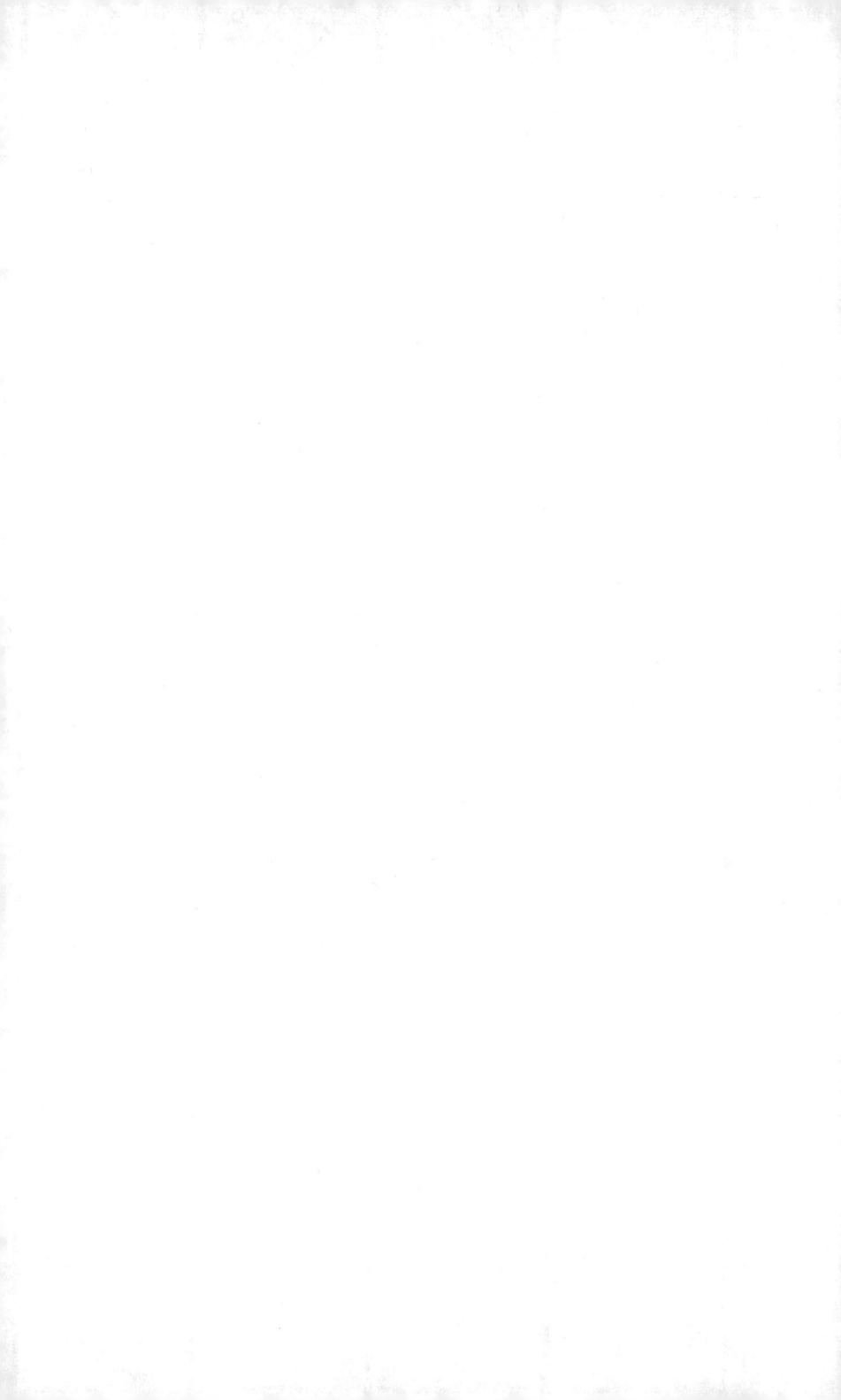

Scheffer **Erfahrungen mit der Bach-Blütentherapie**

Mechthild Scheffer

Erfahrungen mit der
Bach-Blütentherapie

Mit Fragebogen zur
Selbstbestimmung der richtigen
Bach-Blütenessenzen-Kombination

IRISIANA

IRISIANA

Eine Buchreihe herausgegeben von
Margit und Rüdiger Dahlke

Die Deutsche Bibliothek – CIP-Einheitsaufnahme
Scheffer, Mechthild:
Erfahrungen mit der Bach-Blütentherapie: mit Fragebogen zur
Selbstbestimmung der richtigen Bach-Blütenessenzen-
Kombination / Mechthild Scheffer. – 11. Aufl. – München:
Hugendubel, 1995
(Irisiana)
ISBN 3-88034-778-6

11. Auflage 1995
© Heinrich Hugendubel Verlag, München 1984
Alle Rechte vorbehalten

Umschlaggestaltung: Zembsch' Werkstatt, München,
unter Verwendung eines Motivs von
Dieter Bonhorst, München
Produktion: Tillmann Roeder, München
Satz: Uhl+Massopust, Aalen
Druck und Bindung: Wiener Verlag, Himberg bei Wien
Printed in Austria

ISBN 3-88034-778-6

Inhalt

Eine Blume, die sich erschließt, macht keinen Lärm. Auf leisen Sohlen wandeln die Schönheit, das wahre Glück und das echte Heldentum.

Unbemerkt kommt alles, was Dauer haben wird in dieser wechselnden, lärmvollen Welt voll falschen Heldentums, falschen Glücks und unechter Schönheit.

Wilhelm Raabe

Weder die Millionen-Massen noch die materiellen Kräfte und Mittel, die doch so fruchtbar und unerschütterlich erscheinen, triumphieren in der Geschichte, auch nicht das Geld, das Schwert oder die Macht, sondern die anfangs kaum bemerkbaren Gedanken oft unbedeutend erscheinender Menschen.

Dostojewsky

Vorwort

Dieses Buch ist eine Fortsetzung und Ergänzung des Werkes »Bach-Blütentherapie« und sollte auch erst im Anschluß an dieses gelesen werden. Es enthält einen kleinen, aber repräsentativen Ausschnitt von Erfahrungen mit der Bach-Blüten-Therapie in Deutschland, Österreich und der Schweiz. Es soll allen Freunden der »Bach-Blüten« ermutigende Einsichten und wertvolle Erkenntnisse aus der praktischen Anwendung vermitteln und das breite Einsatzspektrum der »Blumen, die durch die Seele heilen« aufzeigen.

Die Beiträge*) stammen von Ärzten und Heilpraktikern, die die Blütentherapie in ihrer Praxis einsetzen, wie auch von einem großen Kreis medizinisch interessierter Laien, die die Bach-Blüten zur Selbsterfahrung, im engsten Familienkreis sowie bei Haustieren und Pflanzen verwendet haben. Viele von ihnen sind ehemalige Seminarteilnehmer.**) Beim Lesen der Hunderte von Einsendungen war ich häufig zutiefst gerührt, und ich danke allen, die durch ihre Beiträge Edward Bachs Idee von der »Heilung durch die Seele« und damit eine menschenwürdigere Auffassung von Krankheit und Gesundheit unterstützt haben.

Nach Erscheinen des Buches »Bach-Blütentherapie« stellte sich heraus, daß die Leser sich in vielen der Blütenbeschreibungen zwar sofort wiedererkannten, es ihnen aber schwerfiel, zu entscheiden, welche Blüten in der aktuellen Situation den Vorrang haben sollten.

Der im Anhang abgedruckte, erstmalig für die Bach-Blütentherapie entwickelte, in der Praxis erfolgreich getestete Fragebogen soll besonders dem Anfänger die Auswahl der jeweils aktuellen Blüten-Kombinationen ermöglichen. Er kann in einer verkürzten Neubearbeitung von Ärzten und Heilpraktikern für Patienten auch in größerer Stückzahl beim Dr. Edward Bach Centre bezogen werden.

*) Die Originalbriefe der zitierten Beobachtungen und die Fallstudien liegen dem Dr. Edward Bach Centre, German Office, vor.
**) Die Original Bach-Blüten-Seminare, offizielles Fortbildungsprogramm zur Bach-Blütentherapie, werden vom Dr. Edward Bach Centre, German Office, in Deutschland, Österreich und der Schweiz veranstaltet.

*Für die Auskünfte und Beratung über die Anwendung, den
Bezug der Blütenessenzen, die »Dr. Bach-Blüten-Seminare«
und sämtliche anderen Angelegenheiten der Bach-Blütentherapie in Deutschland, Österreich und der Schweiz wenden Sie
sich bitte an folgende Anschriften:*

**Institut für Bach-Blütentherapie, Forschung und Lehre,
Mechthild Scheffer**

*Dr. Edward Bach Centre
German Office
Eppendorfer Landstr. 32
20249 Hamburg
Tel.: 040/46 10 41*

*Dr. Edward Bach Centre
Swiss Office
Mainaustr. 15
Ch-8034 Zürich 8
Tel.: 01/3 82 33 11*

*Dr. Edward Bach Centre
Austrian Centre
Seidengasse 32/1/52
A-1070 Wien
Tel. 02 22/5 26 56 51-0*

Noch ein wichtiger Hinweis für alle Leser dieses Buches:

Das System der 38 Bach-Blüten dient dazu, der Persönlichkeit
die Chance zu geben, vorübergehende allgemeinmenschliche
negative Gemütsstimmungen, wie z. B. Unsicherheit, Eifersucht, Kleinmütigkeit u.ä., deren Ursache Charakterschwäche
ist, selbst in den Griff zu bekommen. Zielsetzung ist die seelische Reinigung, Selbsterkenntnis, harmonische Entfaltung,
damit eine größere Stabilität der Persönlichkeit. Daraus folgt
dann indirekt auch eine höhere Resistenz gegenüber seelischen
und gegebenenfalls psychosomatischen Störungen. Es wäre deshalb falsch, die Wirkung der 38 Bach-Blüten in direktem Zusammenhang mit körperlichen Krankheitssymptomen zu betrachten und zu bringen. Die Bach-Blütentherapie liegt vielmehr auf der Ebene der seelischen Gesundheitsvorsorge. Die
Bach-Blütenkonzentrate können deshalb auch zur Vorbeugung
gegen körperliche Krankheiten und zur Unterstützung einer
fachgerechten Behandlung dienen, diese aber nicht ersetzen.
Wenn in diesem Buch von Diagnose, Patient, Therapie oder
Heilung gesprochen wird, so ist dieses deshalb nicht im Sinne
der Schulmedizin aufzufassen.

I.

Heilung durch die Seele
Zur Aktualität der
Bach-Blütentherapie

Wer krank ist, fühlt und denkt anders: Er ist vielleicht ängstlicher, resignierter, verbitterter, verbohrter oder ungeduldiger als ein sogenannter gesunder Mensch. Das Bewußtsein eines Kranken ist negativ verändert, denn er hat sich, wie Edward Bach es vor gut 60 Jahren formulierte, von seinem Höheren Selbst und den Gesetzen seiner Seele abgewandt.*) Darum ist eine Bewußtseinsveränderung ins Positive – auch nach den Erkenntnissen der modernen Medizin – der entscheidende Faktor bei jedem Heilungsprozeß; und darum bietet wiederum jede Krise oder Krankheit auch die Chance zu einer Bewußtseinsveränderung ins Positive, zu einem Reifeschritt, zu einem »Quantensprung« in der Charakterentwicklung.

Nicht nur Edward Bach beobachtete, daß mit jeder medizinisch definierbaren Krankheit negative Gemütsstimmungen wie Ungeduld, Verzweiflung, Ängstlichkeit, Hoffnungslosigkeit o. ä. einhergehen. Was jedoch entscheidender ist: Jeder medizinisch definierbaren Krankheit gehen oder gingen irgendwann einmal derartige negative Gemütszustände voraus. Gelingt es, diesen negativen Gemütszustand rechtzeitig zu erkennen und ins Positive umzuwandeln, muß es nicht mehr unbedingt zur Ausbildung der körperlichen Krankheit kommen.

---

*) Einen kurzen Überblick über den theoretischen Hintergrund der Bach-Blütentherapie finden Sie im Anhang dieses Buches. Eine ausführliche Beschreibung und Interpretation des Bachschen Werkes enthält das Buch: »Scheffer: Bach-Blütentherapie«. Die einzigen Originalschriften von Dr. Edward Bach finden sich in dem Buch: »Blumen, die durch die Seele heilen.« Beide erschienen im Hugendubel Verlag.

Wer heute noch in der Lage ist, einen ungetrübten Blick auf unsere Umwelt zu werfen, wird aus dieser Sicht mit Entsetzen feststellen, daß sich weite Teile der Bevölkerung unserer sogenannten zivilisierten Länder zumindest im Vorfeld einer kollektiven Erkrankung befinden. Denn Gefühle der Resignation, Hoffnungslosigkeit, Angst und Depression, Verworrenheit, innere Ratlosigkeit und ähnliches bestimmen von Monat zu Monat mehr das Lebensgefühl, besonders der jüngeren Generation.

Bezeichnenderweise sind es gerade auch die jüngeren Menschen, welche die Botschaft des englischen Arztes, der die Fähigkeiten eines exakten Naturwissenschaftlers mit denen eines modernen Schamanen verband, am schnellsten erkannt und aufgegriffen haben. Schon vor rund 60 Jahren fand Edward Bach bestimmte Pflanzen mit der energetischen Potenz, negative Gemütszustände auf subtiler Ebene gezielt, aber nicht »willkürlich« zu beeinflussen; »happy fellows of the plant world«, wie er sie nannte, die als Katalysatoren zur Transformation negativer Bewußtseinszustände ins Positive, zur Rückverbindung mit dem Höheren Selbst dienen können.

Für viele Menschen ist die zunächst ungläubig belächelte Bach-Blütentherapie bereits heute zur Rettung, ja zur Schicksalswende geworden. Der folgende Brief eines jungen Schweizers steht hier stellvertretend für viele andere:

»Ich wurde auf einem Bauernhof in der Ostschweiz geboren als zweites von sechs Kindern. Meine Mutter hatte sich ein Mädchen gewünscht, und nun war ich eben ein Knabe. Kurz nach der Geburt hatte ich eine Augenentzündung, und so wurde ich zum Problemkind in unserer Familie. Mein Vater versuchte, mir meinen starken Willen durch Prügelstrafen zu brechen. Ich hatte so eine sehr schwere Jugend und war ein trotziger Junge. Während der Pubertät hatte ich oftmals Selbstmordgedanken. Nach der Schule arbeitete ich ein Jahr lang auf dem elterlichen Bauernhof. Dazu wurde ich praktisch gezwungen. Als dieses Jahr vorbei war, arbeitete ich bei der Post als Briefträger. Mein Wunsch war es, möglichst schnell von zu Hause wegzukommen.

Nach diesem Jahr auf der Post bekam ich eine Stelle bei einer Versicherung. Dort blieb ich fünf Jahre lang. Während dieser Zeit machte ich samstags das Handelsdiplom nach. Als ich 19 Jahre war, lernte ich einen dreizehn Jahre älteren Mann kennen und zog zu ihm. Meine Mutter war entsetzt, und es gab dramatische Szenen. Doch ich setzte meinen Willen durch. Kurz nach meinem Auszug wechselte ich auch meinen Arbeitgeber. Ich ging zu einer Großbank, wo ich als Operator an einem Computer angestellt wurde. Die erste Zeit bei meinem Freund brachte viele Probleme. Da der Druck von zu Hause weggefallen war, kam nun vieles eigene Unverarbeitete hoch. Ich wurde damit nicht mehr allein fertig. Auf Anraten meines Arztes und meines Freundes ging ich in psychiatrische Behandlungen. Der Psychiater stellte starke manisch-depressive Zustände fest. Er sagte, das läge in unserer Familie und ich sei stark erblich belastet. Ich bekam 5 Jahre lang Medikamente, unter anderem Lithium.

Für eine gewisse Zeit war ich durch diese Medikamente ausgeglichen. Doch tief in mir kochte es immer noch weiter. Ich begann zu arbeiten, und zwar so, als ob Arbeit eine Droge wäre. Ich arbeitete zu Hause im Garten, kaufte Tiere, einen halben Bauernhof, zusätzlich zu der Arbeit im Büro. Dazwischen führte ich noch die Kartei für eine Organisation. Die Droge war ausgezeichnet. Nach 15–18 Stunden Arbeit sank ich jeweils in tiefen Schlaf, und so waren meine wirklichen Probleme scheinbar beiseite geschafft. Doch innerlich wurde diese Unterdrückung nicht mehr akzeptiert. So kam es, daß ich vor drei Jahren zusammenklappte und ins Spital eingeliefert werden mußte. Zweimal wurde ich wegen verschiedener Krebsarten operiert und anschließend zwanzigmal bestrahlt. Mein ganzes äußeres Bezugsfeld: die Arbeit, die Tiere, der Garten, mein Freund, die Wohnung, mein Bauernhof war praktisch von einem Tag auf den anderen zerstört. Alles mußte ich aufgeben. Ich hatte nur noch mich. Und nun begann ich endlich durch diese vielen Schicksalsschläge, die ich innerhalb kurzer Zeit durchgemacht hatte, wieder von vorne. Ich stand vor dem Nichts, vor den Trümmern einer Existenz, die ich fünfundzwanzig Jahre lang ›erfolgreich‹ zusammengetragen hatte. Ich war äußerlich und innerlich ein Schrotthaufen. Negative Gefühle wie Haß, Neid, Eifersucht und viele andere mehr bestimmten mein Wesen.

Durch ›Zufall‹ lernte ich in dieser Stunde Null einen Menschen kennen, der schon vielen Mitmenschen geholfen hatte. Ich durfte bei ihm Kurse besuchen und begann langsam wieder zu leben. Doch da das Negative in mir immer wieder stark durchkam und ich selbst schwach war, mußte ich nochmals durch tiefe Tiefen hindurchgehen, nahe an meinem Ende vorbei. Nur durch die Hilfe meines Freundes wurde ich vor dem Verderben gerettet. Nun begann ganz langsam aber sicher der Aufstieg aus dem Dunkel der Nacht in den Tag hinein. Auf einem Kurs hörte ich etwas über die Bach-Blüten. Sofort begann ich mich dafür zu interessieren und besorgte mir einen Beratungstermin. Ich ging zu dieser Besprechung mit großen Erwartungen hin. Nach einem ausführlichen Gespräch forderte mich die Therapeutin auf, aus 38 Bach-Blüten-Fläschchen spontan eine Auswahl herauszugreifen. Ich nahm sechs Fläschchen heraus und wurde mit großer Freude erfüllt. Es waren fast alles Blüten, die die Therapeutin bereits auf ihrem Zettel für mich aufgeschrieben hatte. Ich hatte also intuitiv die richtigen Bach-Blüten für mich gewählt, und zwar *Cerato, Oak, Crab Apple, Wild Oat, Hornbeam* und *Willow*. Diese sollte ich in vier verschiedenen Fläschchen in einer zeitlichen Folge von 4 Phasen einnehmen:

Das erste Fläschchen war mit den Bach-Blüten *Cerato* und *Oak* gefüllt. Schon nach kurzer Zeit begann ich auf meine innere Stimme zu hören und bekam Vertrauen in mich. Die innere Strenge wurde durch *Oak* gelockert. Kurz bevor ich mit den Bach-Blüten begann, hatte ich eine neue Stelle als Gärtner in einer Firma, die biologische Produkte, Heilmittel, Kosmetik usw. herstellt, angetreten. Durch die Arbeit mit den Pflanzen im Garten erlebte ich die Veränderung in mir, die nun durch *Cerato* und *Oak* unterstützt wurde, ganz intensiv. Ich bekam tiefes Vertrauen in mich und wußte, daß ich das Richtige machte. Durch *Oak* begann ich mein Leben nicht als einen andauernden Kampf zu sehen. Ich begann, spielerische und gefühlvolle Momente bewußt zu erleben und zu leben.

Ich wurde ruhig und lernte, die Dinge positiv zu sehen. Ich lebte in meiner neuen Wohnung, mit meiner neuen Arbeit allein und zufrieden. Ich wollte bewußt mit mir allein leben, um mit mir ins reine zu kommen. Ich wollte erst etwas Positives aus mir und meinem Leben machen, ehe ich wieder mit jemandem zusammenleben wollte. Ich war nun auch frei von allen Medikamenten. Es begann eine große Bewußtseinserweiterung. Ich hatte das Buch ›Bach-Blütentherapie‹ gelesen und fing an, vieles mit anderen Augen zu sehen. Endlich begann ich nach 25 Jahren *mein* Leben zu leben. Ich erlebte sehr viel innere Freude und war davon fast täglich erfüllt.

Die erste Kombination von *Cerato/Oak* wurde dann durch *Hornbeam* ersetzt. Von dieser Bach-Blüte merkte ich anfänglich überhaupt nichts. Ich versuchte, durch die im Buch empfohlenen unterstützenden Empfehlungen nachzuhelfen. Plötzlich merkte ich, daß auf einer ganz anderen Ebene etwas in Bewegung geraten war. Nun wurde ich wieder recht lebendig und versuchte, unerwarteten Einfällen spontan nachzugeben. Das behielt ich bis heute bei: Ich mache das, was mir Freude macht, und so bleibe ich innerlich und auch äußerlich lebendig. Es waren nicht die äußeren Umstände, die sich geändert hatten, nein, in mir drin hatte sich so vieles geändert, und deshalb sah ich meine Umwelt anders.

Dann waren *Crab Apple* und *Wild Oat* an der Reihe. Nach all den guten Erfahrungen, die ich bisher gemacht hatte, mußte ich nun durch *Crab Apple* lernen, daß nicht jedes Wesen vollkommen ist. Ich begriff, daß so etwas überhaupt nicht möglich ist, da sonst jede Lernmöglichkeit fehlen würde. Durch meine Sensitivität hatte ich oft ein überstarkes Reinigungsbedürfnis und vor gewissen Dingen ein Ekelgefühl, was sich verlor. Ich lernte allmählich, alles auch aus höherer Sicht zu betrachten und sah ganz neue Zusammenhänge. Schließlich konnte ich so mein ganzes Leben bis zu meiner Geburt zurückverfolgen, alles noch mal durchgehen, und zwar von einer höheren Warte aus.

So begann ich, mein Leben neu zu ordnen und brachte Klarheit in die Zusammenhänge. Ich war nun bereit, nicht nur mich zu bereinigen, sondern auch die Beziehung zu den Menschen, die ich aus meiner ›dunklen Zeit‹ kannte. Ich fing an, meine Narben auf dem Körper zu akzeptieren und lernte so, daß die Operationen damals eine Chance für mich waren. Ich lernte, meinem bisherigen Leben dankbar zu sein für alle die Lernmöglichkeiten, die ich daraus erhalten hatte und fing an zu ahnen, daß ich sogar anderen Menschen durch meine Erfahrungen helfen konnte.

Langsam begann ich zu begreifen, daß der Mensch ganz unten beginnen muß und so Stufe um Stufe weitersteigen kann, sobald er sich auf einer Stufe bewährt hat. Und in ganz groben Umrissen zeichnete sich ein Ziel ab, ein Ziel, das schon immer ganz tief in mir schlummerte. Doch um dieses Ziel zu erreichen, mußte ich noch viele Stufen nehmen. Durch die Wild Oat-Energie aber habe ich den Faden, die

Leitschnur oder die Richtung zu diesem Ziel erhalten. Ich verirre mich nicht mehr, wie das früher der Fall war. Just in dieser Zeit lernte ich meine jetzige Frau kennen. Ich hatte sofort eine ganz tiefe innere Gewißheit, daß es die Richtige war. Wir heirateten kurz nach unserer ersten Begegnung. Bis heute haben wir diesen Schritt nicht bereut. Und ich habe auch die Gewißheit, daß ich es nie bereuen werde. Die letzte Bach-Blüte, die nun diese Therapie beschließt, ist *Willow*. Durch *Willow* habe ich gelernt, die Verantwortung für mein Schicksal zu übernehmen. Ich habe erkannt, daß letztendlich nur das geschah, was ich schon in mir trug. Ich weiß nun, daß ich mir durch all das Dunkle in meinem Leben eine sehr große Chance zum Lernen gegeben habe. War ich nicht auch schon danach ›Baumeister meines Schicksals‹? – aber damals habe ich wohl erst die Steine auf meinem Steinbruch gerichtet, um später darauf ein ›Haus‹ zu bauen. Es war nicht die ›böse Krankheit‹ oder ›der böse Arzt‹ oder wer auch immer, der mir all dieses Leid, diese Narben usw. zugefügt hatte. Nein, ich selbst war der Täter und das Opfer zugleich. All diese Dinge, die ich mir selbst antat, sollten mich dazu bringen, endlich vernünftig zu werden und mutig Probleme als Lernchancen zu sehen. Nun versuche ich, meiner Aufgabe gerecht zu werden.

Die Bach-Blüten waren für mich Katalysatoren. Sie haben mir die Kraft und den Mut gegeben, mich so zu sehen, wie ich bin, und zu mir selbst ja zu sagen. Sie haben nichts verändert nach außen hin und doch haben sie alles verändert. Sie haben geholfen, Körper, Seele und Geist zusammenzuführen, haben ihnen die Gelegenheit zur Zusammenarbeit gegeben. Zwei Tropfen auf eine 30-ml-Flasche Wasser und Alkohol. Kein wissenschaftlich Denkender wird das akzeptieren! Die Bach-Blüten helfen, den Weg zu unserem Innern zu finden. Oft müssen sie die verschüttete Straße erst räumen oder den tief verschneiten Weg freischaufeln. Dann wird es länger dauern, bis wir ans Ziel kommen. Ist der Weg dann aber frei, so müssen wir ihn auch gehen, und zwar mit allen Konsequenzen. Denn dieser Weg lohnt sich immer.«

Nicht immer wird die Umstrukturierung der Persönlichkeit ins Positive so dramatisch erlebt und durchlebt wie in dem vorigen Bericht. Oft macht sich die Bewußtseinswandlung ins Positive zunächst in kleineren, scheinbar banalen

Verhaltensänderungen bemerkbar. Eine 50jährige Gutachterin aus einer alten Offiziersfamilie schrieb:

»In die erste Zeit fällt eine sehr positive Erfahrung. Mein Kürschner hatte mir für eine Änderung bis Ende Juni einen niedrigen Sommerpreis zugesagt, ›eventuell könne es DM 50,— kosten‹. Als ich die Änderung zusammen mit einer Bekannten abholte, war der Kürschner selbst nicht da. Seine Mutter überreichte mir eine um DM 100,— höhere Rechnung, angeblich, weil ein neues Futter gebraucht worden wäre. Ich beließ es zunächst dabei, denn es entsprach meinem bisherigen Verhalten, so etwas ohne Diskussion hinzunehmen. Einige Tage später machte es plötzlich ›klick‹. Ich hängte mich ans Telefon, bekam sofort den Kürschner zu sprechen und trug ihm den Fall vor. Er erklärte die Angelegenheit für einen Irrtum seiner Mutter – ich solle die DM 100,— von der Rechnung abziehen. So einfach war das. Ich hatte zum erstenmal bewußt auf dem bestanden, was mir rechtens zustand. Für mich war das ein Erlebnis.«

In manchen Fällen werden für die geistig-seelische Entwicklung der Persönlichkeit entscheidende Einsichten und Erkenntnisse schon nach relativ kurzer Einnahmezeit gewonnen. Eine Schweizer Sozialarbeiterin schreibt:

»Ich erlebte in meiner religiösen Entwicklung einen positiven Schritt in Richtung auf Glauben, Vertrauen, Betenkönnen, ohne daß ich mich speziell darum bemüht hätte.«

In jedem Fall kann man feststellen, daß durch die Bach-Blütentherapie ein Entwicklungsprozeß, der ins Positive zielt, in Gang gesetzt wurde. Hierzu eine Psychologin:

»Die Frage nach dem Ergebnis, ob die problematische persönliche Situation gelöst ist, läßt sich noch nicht in jedem Fall eindeutig beantworten. Aber der Entwicklungsprozeß ist in Gang gekommen und läuft so individuell, daß es für andere kaum in Worte gefaßt werden kann.«

Ein typisches Resümee nach mehrwöchiger Einnahme. Die Einsenderin, eine Heilpraktikerin, nahm an einem Seminar teil:

»Heute ist die 1. Flasche und damit der 1. Zyklus meiner Tropfen zu Ende. Was ich bisher durch ihre Hilfe, so glaube ich, gelernt habe, ist, mich an meine Schatten heranzutasten.

Ich trug sehr viel nach außen, wovon ich dachte, das kann nie in mir drin sein, so unangenehm und beschämend war es für mich. Aber offensichtlich ist auch dieses ein Teil von mir. Aggressionen, Angst, Haß, Verzweiflung lebte ich bisher nur tief versteckt in meinem Inneren. Und seltsam, mit den Tropfen erlebte ich sie zum ersten Mal auch außen. Ereignisse widerfuhren mir, die – da bin ich mir sicher – nie gekommen wären, wenn ich nicht auch bereit dazu gewesen wäre.

Ich fürchte, es ist bisher nur ein sehr kleiner Teil meiner Schattenseite, den ich an mir erlebt und entdeckt habe, aber ich glaube sehr fest daran, daß mein Körper und meine Seele nur das an mich heranlassen, was ich verkraften kann. Irgendwie gibt mir dieser Gedanke Vertrauen zu mir, und ich fühle mich behütet und geborgen.«

II.

Wie verläuft eine Bach-Blütentherapie

Weil die Bach-Blütentherapie entsprechend der inneren Kräfte jedes Individuums wirksam wird, kann man sagen, daß es, genau betrachtet, keine zwei identischen Therapieverläufe gibt. Es wäre auch wenig sinnvoll, Reaktionsschemata und Symptomenverzeichnisse in der Art eines homöopathischen Repertoriums entwickeln zu wollen. Dadurch verstellt man sich gerade den Blick auf das Beste und Einmalige der Bach-Blütentherapie, nämlich ihre innere Dynamik. Der Verlauf hängt immer von einer Konstellation, von Gegebenheiten ab, wobei die Geschichte des Patienten, seine Umwelt und vor allem aber die Zeitqualität eine entscheidende Rolle spielen und die Symptomatik individuell färben. Deshalb ist auch kein Verlauf wiederholbar.

Wenn hier trotzdem einige Beobachtungen aus zwölfjähriger Praxis mit der Bach-Blütentherapie aufgeführt werden, so sollen diese in erster Linie zur Anregung eigener Beobachtungen dienen.

Erstreaktionen, die in den ersten Tagen nach Einnahme vorübergehend auftreten können, aber nicht müssen:

a) Direkt nach der ersten Einnahme beobachten die Patienten ein tiefes Aufatmen und eine Veränderung des Augenausdruckes (Beispiel a).

b) Es kann eine Intensivierung der Sinneswahrnehmungen eintreten (Beispiel b).

c) Freude- und Wärmegefühle im ganzen Körper sind zu spüren (Beispiel c).

d) Reaktionen, wie das Gefühl eines Stromstoßes, ein Stich, ein Blitz, ein Prickeln, Kältegefühle u. ä. treten auf, besonders in der linken Körperhälfte (Beispiel d).

e) Verstärktes Ruhe- und Schlafbedürfnis tritt auf, da auf inneren Ebenen viel Energie verbraucht wird.

f) Aus dem gleichen Grund können tagsüber Schwindel- und Benommenheitsgefühle vorkommen.

g) Ein metallischer Geschmack im Mund wird wahrgenommen.

h) Vorübergehend flackern alte Krankheitssymptome, z. B. rheumatische Beschwerden, wieder auf.

i) Als äußeres Zeichen einer psychischen Reinigung kommt es zu symbolhaften Hautreaktionen, die in ca. 2–3 Tagen wieder abklingen, z. B. ein Ekzem an der linken Hand, ein Hautausschlag am rechten Zeige- und Ringfinger, starker Juckreiz an Fersen, Knien und Ellenbogen...

j) Bei Frauen kann es zu verstärkter Periodenblutung kommen.

k) Sehr häufig: In der ersten Nacht werden Schlüsselträume geträumt.

Ein Beispiel für das Auftreten einer Sofortreaktion mit anschließenden Körperreaktionen (Punkte a) und h)) nach der Einnahme einer Mischung von Heather, Holly und Pine:

»Die ersten vier Tropfen nahm ich abends gegen 19 Uhr. Als ich dann später zwischen 22 und 23 Uhr ins Bett gehen wollte und im Badezimmer stand, entrang sich mir plötzlich ein stöhnender Ton. Ich war ganz erstaunt, besonders als immer mehr folgten. Es war ein Stöhnen und Ächzen, das dann in ein Wimmern und Jammern, dann erst in Weinen überging. Mir kam so das Wort: ›geschundene Kreatur‹. Das alles ging ohne mein Zutun und schien aus einer Schicht zu kommen, die ich nicht beeinflussen konnte, deshalb erstaunte mich das Ganze, und ich war fast nur Zuschauer. In der Nacht brach eine Angina durch, die ich abends schon leicht gespürt hatte. Sie war sehr heftig, wie ich es schon jahrelang nicht mehr erlebt hatte.

In den nächsten Tagen – ich hatte viel Zeit für mich, ohne aber zur Ruhe kommen zu können – stellte sich vor meinem inneren Auge so eine Art Nebelfeld dar, das sich teilte. Ich sah einen ›Bodennebel‹ und davor eine undeutliche obere Schicht mit ganz vagen Verschiebungen in sich von vielleicht

1 Meter Höhe. Die Angina, der Schnupfen und das Gefühl, daß etwas in mir vor sich geht, brachten mir Ruhe und die Möglichkeit, überhaupt allein sein zu können, ohne dauernd etwas zu tun.

Nach etwa 4 bis 5 Tagen war es deutlich, daß etwas massiv Geballtes sich aufzulösen begann und, als ob etwas sich von mir ablöste, fand ich mich ein bißchen abseits stehend und doch gleichzeitig mehr mit mir verbunden.«

Ein zweites Beispiel für eine Sofort-Reaktion (Punkt h) und d)) nach der Einnahme von Hornbeam:

»Ich hatte diesen Vormittag für den Haushalt und wichtige Erledigungen mit dem Fahrrad im Wohnort vorgesehen. Plötzlich blieb ich auf meinem Küchenstuhl wie angenagelt sitzen, weil eine nur im ersten Klimakterium so erlebte Antriebsschwäche und Mattigkeit einschließlich melancholischer Gemütsverfassung über mich gekommen war. Mein erster Gedanke war, daß ich die Praxis verkaufen müßte und auch sonst nichts mehr ginge! Was sollte das? Steckte eine Krankheit kurz vor dem Ausbruch in mir? Gewaltsam raffte ich mich auf und holte das Fahrrad aus der Garage. Irgendwie mußte das doch zu schaffen sein. Nach vielleicht 400 m Fahrt (noch in Nebenstraßen zum Glück) zuckte es plötzlich gewaltig, wie elektrisch, durch meinen linken Arm. Ich erschrak sehr und behielt nur mit Mühe den Lenker im Griff! Sollte ich weiterfahren? Ich tat es, aber nicht lange. Da zuckte es in gleicher Weise durch den rechten Unterschenkel! Erst jetzt fiel mir ein, daß dies ja eine Reaktion auf die Bachblüten sein mußte!!!
Nun war ich beruhigt und es passierte nichts Aufregendes mehr. Allerdings spürte ich ab 13 Uhr einen deutlichen Kräfte- und Stabilisierungsanstieg. Das war ein herrliches Erlebnis.«

Ein Beispiel für die Intensivierung von Sinneswahrneh-mungen:

»Bei Ingrid zu dritt Klavierkonzerte von Beethoven Nr. 3 und 5 mit Alfred Brendel gehört. Ein ganz neues Musikerlebnis. Die Musik war raumgreifend. Es taten sich Riesenräume auf, in denen sich die Töne bewegten...«

Zwei Beispiele für die innere Freude und das Wohlgefühl, die sich oft sofort nach der Einnahme einstellen:

21

»Es ist 9 Uhr abends, eine Stunde nach der ersten Einnahme. Mein Mann, der nichts von der Einnahme weiß, sagt: ›Du sprichst jetzt ganz anders. Du sprichst so ruhig!‹ Ich gehe nicht auf die Äußerung ein... Um 9.30 Uhr gehe ich zu Bett. Ich bin allein. Friede. Friede fließt durch meine Arme in die Hände... Ich bin so ruhig und klar wie ein Bergsee. Aus der Tiefe steigt es auf, ein feines, zartes, aber doch wahrnehmbares Strömen, das sich über die Oberfläche (bzw. aus dem Körper) erhebt. Es hat ein Ziel. Wohin? Wendet es sich jenen Naturwesen zu, die, ihre Kräfte verströmend, sie uns selbstlos darbieten? Was ist es? Ein Geben? Ein Nehmen? Ein stummer, liebevoller Dialog? Ein verbindender Ausgleich? Wie wenig weiß ich von meiner Seele! Herr, öffne meine Augen!«

Oder:

»Ich möchte eine Erstreaktion, die sich damals bei *Agrimony* gezeigt hat, kurz schildern.

Eine halbe Stunde nach Einnahme der Essenz fühlte ich mich angehoben. Es stieg in mir das Gefühl von Gelöstheit und Freude auf. Ich fühlte mich emporgehoben und glücklich. Es stellte sich ein Lachanfall ein, der fast eine Viertelstunde dauerte. Dannach ebbte das Gefühl ab, aber ich blieb den ganzen Tag über beschwingt und heiter.«

Ein sehr typisches Beispiel für das Auftreten vielfältiger Erstreaktionen nach Ersteinnahme der Blüten Crab Apple, Cerato, Vervain und Olive, aufgezeichnet von einem Seminarteilnehmer:

Erst-Reaktionen: »Nach 6 Tagen Einnahme – große Müdigkeit und das Gefühl, es arbeitet in der Nierengegend. Viele Träume – zum Teil klar erkennbar – können verstanden werden. Großes Bedürfnis nach viel Schlaf. Fließende Energie in den Beinen, zum Teil starkes Ziehen nach unten.

Verlauf: Starke Abnahme der Konzentrationsfähigkeit – Müdigkeit, rechte Körperseite ist blockiert. Nach 3 Tagen wird es besser.

Status quo: Jetzt tiefere Atmung – ein Gefühl der Leichtigkeit – klarer im Kopf und besonders in den Augen. Das Gefühl von fließender Energie im ganzen Körper. Noch viele Träume.«

In der ersten Nacht nach der Einnahme sind starke Träume besonders häufig. Sie zeigen in vielfältiger Weise, wie die Strukturen des Unterbewußtseins positiv in Bewegung geraten.

Eine 24jährige Patientin, die viel rauchte und früher leichte Drogen nahm, erlebte in der zweiten Nacht eine Warnung durch ihren inneren Arzt:

»Ein bekanntes Gesicht mit weißem Kittel hört meinen Raucherhusten. Er untersucht mich und sagt, wenn ich so weiterrauche, huste ich in einem Jahr Blut.«

Oft signalisiert das Unterbewußtsein, daß jetzt ein Wachstumsprozeß eingeleitet wird. Ein Tänzer berichtete nach der Einnahme von Walnut und Elm:

»Ich habe starke, eindrucksvolle Träume. Die Botschaften sind oft einfach (einmal bin ich ein Weichensteller auf einem Eisenbahngelände). Nach drei Tagen fühle ich mich sehr klar und ruhig.«

Eine Schwesternschülerin berichtete:

»Ich fuhr mit einem Fahrrad einen laubübersäten Weg. Mich wunderte, daß der Weg so dunkel war, die Lichter meines Fahrrades waren sehr schwach. Ich wußte, ich mußte diesen Weg entlangfahren, es kostete mich viel Kraft, das Fahrrad zu treten. Dann bin ich aufgewacht.«

Eine Seminar-Teilnehmerin aus Wien nach der Einnahme von Gentian:

»Ich befinde mich in einem fremden Haus, in dem es eine Badewanne gibt. In dieser Badewanne nehme ich ein Vollbad. Als ich dem Bad entsteige, hülle ich mich in einen Bademantel. Ich fühle mich wohl und erquickt. In meiner rechten Hand halte ich die ›Badelösung‹. Es sind viele blaue Kristalle. Als ich das Badezimmer verlasse, öffnet sich das Haus zu einer riesigen Landschaft.«

Das Bad ist hier als Wandlungs- und Reinigungssymbol zu sehen. Das Wasser symbolisiert die seelische Energie, die hier spezifisch aufgenommen wird. Ähnlich zu deuten ist auch der Schnee (Reinheitssymbol) im folgenden Traum:

»Ich fahre mit meinem Wagen los. Ein fürchterlicher Schneesturm beginnt...«

Ein anderes symbolhaftes Traumbild einer 45jährigen Patientin zeigt den Beginn des inneren Prozesses so:

»Ich putze mir gründlich die Zähne, bis sie bluten.«

Die Zähne sind hier Symbol für Kraft, Vitalität und in gewisser Weise auch für Aggressivität.

Eine 58jährige Patientin schrieb:

»In der zweiten Nacht träumte ich, daß ich eine starke Mensis bekäme.«

Träume dieser Art sind recht häufig und besonders interessant. Wenn man das Blut als Sitz der Körperseele und Symbol für Lebenskraft betrachtet, so könnte man hier von einer Erneuerung und dem Wiederfruchtbarwerden der seelischen Aktivitäten sprechen.

Indizien dafür, daß das neue Wachstumsprogramm vom Höheren Selbst des Menschen freudig begrüßt wird, sind Träume wie:

»Ich stieg plötzlich inmitten einer einsamen und ermüdenden Velofahrt auf staubiger, nicht enden wollender Überlandstraße vom Fahrrad. Ich befand mich unter, ja beinahe in einem großen Rosenbusch und begann nun, für mich und die Meinen von den lebensspendenden Blumen zu pflücken und für die Weiterfahrt in meinen Rucksack zu stecken.«

Die Rose ist hier auch als Symbol der göttlichen Liebe, der Fruchtbarkeit und Wiedergeburt zu verstehen.

Oder:

»Meine Therapeutin bringt mir Klavierspielen bei und reicht mir nach der Klavierstunde ein weißes Lämmchen. Mein Gefühl während des Traumes ist das eines kleinen Kindes.«

Klavierspielen ist hier das Symbol für die Lebensschule und das Lämmchen, entsprechend der christlichen Symbolik (Kontrast Löwe-Lamm), das Zeichen für einen Menschen, der seine Kräfte in einer vollkommenen Art beherrscht.

In einer anderen Gruppe von Träumen kann man beobachten, wie bisher nicht bewußte oder verdrängte seelische Inhalte ins Bewußtsein kommen und wieder Kontakt mit anderen Bewußtseinsschichten aufnehmen.

24

Eine Ärztin träumte:

»Der Mond hat mir zugezwinkert, hat richtig seine beiden Augen geschlossen und wieder aufgemacht.«

Ein Student schrieb:

»Ich badete in einem glasklaren Natursee, der in einer schönen weiten Landschaft lag.«

Eine 52jährige Witwe:

»Ich war bei einer Hochzeit. Es kamen viele Menschen, alle von früher aus der Schul- und Jugendzeit. Ich sollte mit einer Gruppe singen, war etwas unsicher über meine Stimme, da ich nicht die erste Stimme singen sollte. Wir wollten singen: Himmel und Erde müssen vergehn, aber die Musici bleibet bestehn.«

Die Hochzeit ist hier als Vereinigungssymbol des Menschen mit dem Göttlichen oder der Seele mit dem Körper zu interpretieren.

Eine Heilpraktikerin hatte am zweiten Tag nach der Einnahme die beiden folgenden Träume:

»Begegnung mit einem lieben Menschen: Er entschuldigte sich, daß er nichts von sich hören ließ.

Hatte ein kleines Kind noch einmal bekommen, was ich sehr koste und herzte.«

Andere Träume symbolisieren den Kampf zwischen den neuen konstruktiven Kräften und den festgefahrenen, unterbewußten, negativen Programmen:

»Werde von einem kräftigen, energiegeladenen, zornfunkelnden Mann bedroht. Fühle mich zu weich, zu fließend, um diesen Urgewalten etwas entgegensetzen zu können. Kann nur abwiegeln. Später im Traum wachsen meine Kräfte, und ich stelle mir vor, wie ich ihm eins auf die Nase gebe. Sind es meine Urgewalten, die mich zunächst ängstigen, und die ich lerne zu leben und zu dirigieren?«

Oder:

»Ich saß mit einem Mann im Auto, der mir meine wertvollen Schachfiguren abjagen wollte. Diese befanden sich übrigens in vier weißen Kästchen wie die Bach-Blütenessenzen.

Als der Mann triumphierend bemerkte, daß ich sie ja sogar mit mir führte, bemerkte ich, daß ich darauf saß. Ich griff die Kästchen und stürmte aus dem Auto in eine Wiesen-Baum-Busch-Landschaft hinein. Ich konnte nicht so schnell laufen, wie ich wollte; wußte auch, daß ich irgendwann eingefangen werden würde, wußte aber auch, daß alles gutgehen würde.«

Interessant ist hier besonders das Bild der Schachfiguren, die auch für die Fähigkeit stehen, das Spiel des Lebens zu spielen.

Eine 52jährige Malerin träumt:

»Ich gehe im Wald spazieren, während von hinten bellend ein Reh auf mich zukommt. Ich habe Angst, daß es mich beißen will und Tollwut hat. Ich sage ihm, es solle sich setzen. Das Reh gehorcht und rührt sich nicht von der Stelle, als ich fortgehe. Ich habe keine Angst mehr.«

Auch das Reh ist ein Seelensymbol; es verkörpert die weibliche oder irdische Seite in der Dualität Himmel und Erde. Die Patientin hat zunächst Angst vor diesen Kräften, die ihr nicht kontrollierbar (Tollwut) erscheinen, kann sie dann aber bewußt steuern.

Die gleiche Patientin hatte später zwei weitere Träume, welche die Fortschritte in der Therapie deutlich machen. Zunächst:

»Ich lasse schwere Metallkugeln mit einem Band in den Brunnen herunter und schneide die Bänder ab.«

Anschließend, als sie erneut in eine Krise kam, die sie aber in kurzer Zeit bewältigte:

»Ich träumte, wie ein schwerer und hochbepackter Lastwagen – über seine Seitenwände hinaus bepackt – aus dem Wasser heraus auf eine Straße fährt. Er will wenden und muß dafür rückwärts in eine Stichstraße fahren, die ohne Geländer hoch über dem Wasser endet. Ich sehe klopfenden Herzens zu, wie der Fahrer mit Schwung auf den Abgrund zufährt und ein paar Zentimeter vorher noch eben zum Stehen kommt. Die Last schwankt hin und her, er fällt aber nicht herunter. Ich wache mit starkem Herzklopfen auf.«

Verlaufsmodalitäten

Auch dieses sind Erfahrungen aus langjähriger Bach-Blüten-praxis, die zwar nicht verabsolutiert werden sollten, die jedoch manchem Anfänger der Bach-Blütentherapie als hilfreiche Anregung dienen können.

Je nach Ausgangssituation und innerer Zielsetzung der Therapie lassen sich recht verschiedene Verlaufsmodalitäten feststellen.

Situation 1:

Ein akuter Zustand wird behandelt. Zum Beispiel:
»Ich habe viel Arbeit, und da keine Zeit bleibt zu lesen, tue ich es nachts; da bin ich ungestört, kann mich konzentrieren und studieren. So verausgabe ich mich. Mein Kopf schmerzt; Gedanken schwirren hin und her und ich verliere die Kraft, darüber zu stehen. Meine Augen tränen...
Ich greife zu *Hornbeam*. Verreibe einen Tropfen auf Stirn, Augen und Nacken – direkt aus der stock bottle vor dem Schlafengehen. Es ist eine Wohltat!
Ich schlafe lang und tief. Ich erwache frisch. Der Kopf ist klar, das Augentränen ist verschwunden.«

Oder:

»Ich komme nach einem hektischen Tag erschöpft nach Hause, beladen mit ›fremden‹ Eindrücken, die ich loswerden möchte.
Ich träufle je 3 Tropfen *Crab Apple* und *Olive* ins Badewasser. Noch am gleichen Abend habe ich das ruhige Gefühl, wieder ganz bei mir selbst zu sein.«

Oder:

»Ich muß eine Hausarbeit schreiben, deren Thema mich nicht sonderlich interessiert. Darum schweife ich mit meinen Gedanken ständig ab, zu einer Angelegenheit, die mir sehr am Herzen liegt – die Neuplanung meines Gartens im nächsten Frühjahr. Ich nehme *Clematis*, 2 Tropfen aus der stock bottle auf ein Wasserglas und trinke es über den Tag verteilt leer. Am 2. Tag bin ich mit meinen Gedanken voll bei meiner Arbeit.«

Bei der im akuten Zustand richtig gewählten Bach-Blüte tritt die Wirkung in wenigen Stunden bis wenigen Tagen ein.

Ein chronischer Zustand wird behandelt:
Hier sind immer typische Charakterzüge beteiligt, die sich je
nach Lebensalter und Lebenssituation nur langsam, unter
zähem inneren Ringen, phasenweise umstrukturieren. Das
kann je nach innerer Entwicklungsphase des Menschen mehrere Wochen, Monate, sogar bis zu zwei Jahre in Anspruch
nehmen.
Beispiel: Eine verheiratete Frau steht in einem seelischen
Abhängigkeitsverhältnis zu ihrer Schwiegermutter, hat ständig Angst um ihre Kinder und leidet seit Jahren an verschiedenen neurovegetativen Störungen. In solchen chronischen
Fällen kann man in einem hohen Prozentsatz aller Fälle zwei
Reaktionsweisen beobachten.

Möglichkeit 1:

Die Blüten wirken einige Wochen lang für den Patienten
überraschend sehr positiv. Er sagt meistens:»So wohl habe
ich mich schon seit Jahren nicht mehr gefühlt.« Nach einigen
Wochen fällt die Kurve jedoch wieder ab, und der Patient
erlebt nun ein Auf und Ab seiner seelischen und körperlichen Zustände, die sich schließlich wellenförmig langsam
positiv stabilisieren. Die Blütenkombination für diese erste
Positiv-Phase wurde von einer Patientin treffend »die Gna-
denblüten« genannt. Erst in der zweiten auf- und abgehen-
den Phase findet die innere Auseinandersetzung mit den
eigenen Charakterschwächen, der eigentliche seelische
Wachstumsprozeß statt. Eine Patientin beschreibt dies sehr
anschaulich:

BEHANDLUNG CHRONISCHER ZUSTÄNDE

Situation 2	**Verlaufsmöglichkeit 1**
Ausgangs- lage des Patienten	
	Verlaufsmöglichkeit 2
Ausgangs- lage des Patienten	

»Wir waren ja darüber einig, daß der Mensch eine ›Gnaden-Anlauffrist‹ hat, in der die Blüten ohne sein Zutun wirken. Dann aber muß fleißig mitgearbeitet werden. Wenn nämlich Leute sagen, die Blüten hülfen plötzlich nicht mehr, dann sollten sie einmal überprüfen, woran das liegen könnte. Da die Blütenessenzen ja laufend Veränderungen in uns bewirken, ist es wichtig, diese Veränderungen zu registrieren und daran mitzuarbeiten. Diese Mitarbeit bewirkte ich auf die Weise, daß ich mir zuerst nach jeder neuen Rezeptur in dem Buch die blockierten Zustände durchlas und mich in irgendeiner Form zu diesen ›bekannte‹. Auch das ist nämlich wichtig, daß man sie annimmt. Dann aber konzentrierte ich mich nur noch auf die ›Transformierten Zustände‹ und stellte mir diese ganz lebhaft vor. Ich lebte damit in meinen Gedanken, und es ist ja nicht neu, daß man das, was man denkt, schließlich auch wird. Steter Tropfen höhlt den Stein.

Wenn ich mir dann bei jeder Einnahme der Blütenessenzen die transformierten Zustände vergegenwärtige, ist das schon eine ›Mitarbeit‹. Ich habe mich jedenfalls in den zwei Jahren meiner Behandlung mit den Bach-Blüten so verhalten und sehe den Erfolg in mir. Bach-Blüten sollen ja eine Hilfe sein, sich selbst zu helfen.«

Möglichkeit 2:

Der Patient bekommt sofort eine sehr starke seelische und/ oder körperliche »Intensivierung seiner Symptome«, ähnlich einer homöopathischen Erstreaktion. Dieser Zustand kann Tage, im Extremfall Wochen anhalten, um sich dann ziemlich abrupt entscheidend zu verbessern. Von diesem Zeitpunkt an pendelt sich auch hier der Zustand in starkem Auf und Ab langsam auf einem stabileren höheren Niveau ein. Der Patient ruft in der ersten Phase häufig entsetzt an und sagt:»So schlecht wie jetzt ist es mir schon seit Jahren nicht gegangen.« Nach einiger Zeit ruft er erneut an, um zu sagen, daß es ihm plötzlich von einem Tag auf den anderen ganz entscheidend besser gegangen sei.

In der geschilderten Tiefphase hat sich die zusätzliche Einnahme von Notfall-Tropfen nach Bedarf bewährt. Manchmal ist es dann auch angezeigt, die Normal-Dosis von 4 × 4 Tropfen zu reduzieren, z. B. auf 3 × 3 oder 2 × 2 Tropfen. In derartigen Fällen ist es für den Einnehmenden wichtig zu erkennen, daß diese verstärkten negativen Gefühle und Erscheinungen Ausdruck eines geistig-seelischen Reinigungsprozesses sind, ohne den der Schritt zur echten Heilung nicht getan werden kann.

Ein Patient erkannte spontan im Gespräch:
»Nach meiner Meinung lassen die Blüten das Fehlverhalten erst deutlich ins Bewußtsein treten, ehe es dann verschwindet.«

Eine Seminar-Teilnehmerin schrieb:

»Grundsätzlich habe ich immer wieder die gleiche Erfahrung gemacht: Das, was so quält, wurde bisher recht erfolgreich unterdrückt und kam nun durch die Tropfen ins Bewußtsein, seien es Emotionen oder Bedürfnisse, die man sich nicht erlaubte, oder Wut und Haß oder Ärger, das spielt keine Rolle...«

Bei manchen Menschen kann diese negative Anfangsintensivierung der Symptome in etwas abgeschwächter Form bei jeder neuen Einnahme einer Blütenkombination wieder auftreten.

Andererseits gibt es auch Menschen, die in ihrem ganzen Entfaltungsprozeß mit Hilfe der Bach-Blüten überhaupt keine der geschilderten Erfahrungen durchmachen. Eine Schweizerin schreibt:

»Was mich wundert ist, daß ich in keinem Fall Symptomverstärkungen erlebt habe, jedenfalls nicht erkannt. Aber ich spürte immer sehr stark die Veränderungen, die auf der psychischen Ebene stattfanden.«

Wichtig ist bei dieser zweiten Verlaufsmöglichkeit das Durchhalten. Es wäre schade, beim Auftreten der ersten Negativreaktion die Therapie zu unterbrechen, um es später »noch einmal zu versuchen«. Das einzige, was damit erreicht wird, ist eine Verzögerung des Prozesses. Hier ein typischer Fall, berichtet von einem Schweizer Heilpraktiker:

»Der 16jährige Patient, der der Therapie eher mißtrauisch gegenüberstand, sagte, daß er durch die Einnahme ›nachts ins Bett mache‹. Er unterbrach die Kur, und die Erscheinung hörte auf. Als er die Einnahme nach einiger Zeit wieder aufnahm, wurde er erneut ›Bettnässer‹. Daraufhin brach er die Therapie endgültig ab. Hätte man mit ihm nach dem ersten Abbrechen die seelischen Hintergründe des Bettnässens erarbeitet (im Tagesbewußtsein unterdrückte Angst, verschobenes Weinen), hätte er vermutlich die zweite Kur durchgehalten und sein Bettnässen wäre ganz plötzlich wieder verschwunden gewesen.«

Einige seltenere Beobachtungen zur Wirkungsweise der Blüten seien hier noch ergänzt.

Während einer Fastenkur oder während anderer, einschneidender Ganzheitstherapien wird die Wirkung der Blüten wesentlich stärker erlebt. Dagegen wird die Wirkung unter gleichzeitiger Einnahme von Psychopharmaka abgeschwächter wahrgenommen. Es wird immer wieder beobachtet, daß sich sehr viele Menschen durch und während einer Bach-Blütentherapie von den bisher eingenommenen Psychopharmaka vollkommen lösen können. In wenigen Einzelfällen bleibt aber trotz erfolgter seelischer Fortschritte in der Bach-Blütentherapie die Abhängigkeit von einem suchtbildenden Psychopharmaka in leichterer Form bestehen, so daß dann »im Notfall« weiterhin das Psychopharmakon in kleinster Dosierung eingenommen wird.

Einige typische Positivreaktionen, die nach längerer Einnahme der Bach-Blüten auftreten können:

a) *Der Gesichtsausdruck wird weicher, die seelische Haltung merklich positiver.*

b) *Die Umwelt empfindet die Veränderung oft, bevor der Betroffene selbst es bemerkt.* »Mit dir kann man ja wieder reden.«

c) *Man sieht sichtlich jünger, teilweise sogar kindlicher aus.* »Neulich wurde ich für die Tochter einer gleichaltrigen Kollegin gehalten.«

d) *Man kann wieder weinen.*

e) *Gefühlszustände, »gute und schlechte Tage«, werden bewußter erlebt. Man bekommt mehr Abstand zu den Ereignissen.* »Ich kann mir das ansehen, als ob ich danebenstehe.«

f) *Die Neigung, Dinge zu klären, nimmt erheblich zu. (Oft geschehen Ereignisse in der Umwelt, die eine Klärung herbeiführen.)*

g) *Zurückgegangene Sinneswahrnehmungen werden wieder belebt.* Man kann mehr hören, besser sehen, wieder riechen...»Ich habe ein blühendes Weizenfeld gerochen und mußte vor Freude weinen!«

h) *Körperfunktionen werden aktiviert:*
Übergewicht wird abgebaut; die Verdauung funktioniert wieder; Hände und Füße werden besser durchblutet; Hautunreinheiten und Kopfschmerzen verschwinden.

i) *Es entsteht Empfindlichkeit gegenüber Alkohol.*

j) *Andere Therapien verlaufen besser: Atemtherapeuten, Masseure, Gesangslehrer bemerken den Unterschied am Patienten oder Schüler.*
»Ich bemerkte mit Staunen, daß die Stimme voller und kräftiger wurde.«

k) *Das Traumleben wird lebhafter, die Träume werden farbiger. Nach einiger Zeit wird viel aus der Kindheit geträumt.*

zu Punkt j) schrieb kürzlich eine Patientin:

»Ein paar Wochen nach Einnahme der Bach-Blüten stellte ich fest, daß meine Arm- und Handbeschwerden plötzlich wesentlich besser wurden. Es war zwar schon immer mal auf- und abgegangen. Als dann aber die Heilpraktikerin bei der Lymphdrainage nach zweiwöchiger Pause spontan sagte: ›Das ist ja alles erstaunlich freier geworden‹, war es für mich die Bestätigung: ›Blumen, die durch die Seele heilen!‹«

Hier zwei Träume, die den erfolgreichen Abschluß einer Bach-Blütentherapie ankündigten:

»Ich liege auf dem Rücken und blicke in die Höhe, in ein grünes Laubdach, der Ausblick ist rund gerahmt. Dicht über mir zeichnen sich zwei große Hände ab, die sich mir geöffnet, helfend hinhalten. Ich weiß, Gott bietet mir Hilfe an und wird mich hochziehen, wenn ich die Hände ergreife, und er wird mich auf die Füße stellen.

Ich scheine zu erwachen, links von mir stehen zwei kleine Mädchen. Ich erkenne nur das rechte, es ist etwa 5 Jahre alt und unendlich blaß, zart und lieblich, aber als müsse das Blut erst hineinströmen, noch ist es nicht durchblutet. Das Kind gibt mir einen Kuß auf die Stirn, ich erwache mit einem guten, verheißungsvollen Gefühl.«

Zum Abschluß der zusammenfassende Erfahrungsbericht einer Seminarteilnehmerin, der vieles für die Bach-Blütentherapie Charakteristische enthält und vor allem den Aspekt der Individualität noch einmal deutlich werden läßt:

»Diese Therapie wirkt wohl vor allen Dingen in noch größtenteils uns unbewußten, nicht transformierten Bewußtseinsschichten und ist dadurch eine wunderbare Hilfe im Sinne der Worte:
Werde was du bist und du wirst wissen.
Die Wahrnehmungen der Wirkung liegen in erster Linie auf der Gefühls- bzw. inneren Erfahrungsebene. Nach der Einnahme meiner Blütenkombination wurde alles in mir klarer. Ich erfahre es eigentlich täglich, daß ich mir der verschiedenen Schichten meines ganzen Seins intensiver bewußt werde. Mein ganzes Wesen wird individueller im Hinblick auf Herkunft und Ziel. Bei der Einnahme, auch bei der Beschäftigung mit den Blütenessenzen, empfinde ich oft eine tiefe Dankbarkeit für dieses Geschenk, und das Gefühl der Liebe für alle Wesen und Pflanzen wird stärker in mir.

Die Bach-Blüten geben mir mehr und mehr Verständnis für die unterschiedlichen Wesenszüge und Daseinsmerkmale der Menschen. Daraus entwickelt sich auch mehr Toleranz gegenüber anderen und die Möglichkeit, alle Wesen in ihrer individuellen Art anzunehmen. Die körperliche Heilung ist fast wie ein Nebenprodukt dieser inneren oder besser gesagt von innen nach außen wirkenden Arbeit.

Im körperlichen Bereich spüre ich das Wirken der Bach-Blüten mitunter kurzzeitig in bestimmten Regionen, die in der Vergangenheit Krankheitszonen waren: z.B. traten Schmerzen im OP-Narbenbereich auf, Kopfschmerzen waren häufig. Eine Zeitlang standen mir regelrecht die Haare zu Berge, ein Zeichen für die rege Arbeit im Kopfinneren? Hautjucken am ganzen Körper empfand ich als Reinigungsphase. Manchmal glaube ich fast wahrzunehmen, welche Blüte meiner Kombination gerade arbeitet und ihre heilende Kraft spendet.

Was mich am meisten beeindruckt, ist, daß die Blütentherapie in so klarer und einfacher Weise wirksam wird, ohne

33

›unnatürlich‹ in den seelischen Organismus eines Menschen einzugreifen. Die Blüten können den geistig-seelischen Entwicklungsprozeß nur anregen, aber nicht erzwingen. Jedes Individuum hat deshalb das Ausmaß der Wirkung letztlich selbst in der Hand beziehungsweise muß es sich innerlich verdienen.«

III.

Die Bach-Blüten als
»Entwicklungshelfer« in der
Selbstverordnung

Edward Bach hatte die Vorstellung, daß seine Blütenessenzen später in jedem Haushalt vorhanden wären. Und ist es tatsächlich erstaunlich, in welchem Ausmaß seine Botschaft in kurzer Zeit in den Kreisen geistig aufgeschlossener Menschen Eingang gefunden hat. Die Begeisterung für die Idee der »Heilung durch die Seele« geht quer durch alle Bevölkerungsschichten und Altersgruppen: Sie reicht vom 16jährigen Oberschüler bis zur 76jährigen Oberstudienrätin, von der Friseuse bis zum Schreinermeister, vom Psychologieprofessor bis zur Opernsängerin. Menschen, die von Berufs wegen andere führen und beraten müssen, haben die Bach-Blüten entdeckt. Esoterisch Interessierte verwenden sie zur Unterstützung ihrer Selbstentfaltungsarbeit. Besonders viele Mütter nutzen den Segen der Bach-Blüten für sich und ihre Familie.

Die Frage, wie die geeignete Kombination von Bach-Blüten herausgefunden werden kann, hat sich in diesen Fällen als weitgehend unproblematisch erwiesen. Denn es handelt sich hier ja um normale, im medizinischen Sinne psychisch gesunde Menschen, deren Charakter man gut kennt. Deshalb lassen sich bei guter Kenntnis oder durch Nachlesen der einzelnen Blütenbeschreibungen die entsprechenden Seelenzustände relativ leicht zuordnen.

Als große zusätzliche Hilfe, besonders bei der Auswahl für ältere Familienmitglieder, Kleinkinder und für sich selbst, hat sich der sogenannte »Greiftest« erwiesen, bei dem das intuitive Moment stark zum Tragen kommt.

Was dem naturwissenschaftlich denkenden Menschen zunächst unbegreiflich erscheinen mag, hat sich in der Praxis tausendfach bewährt.

Eine Krankenschwester aus Österreich schreibt:

»Ich lege alle 38 Konzentrat-Fläschchen auf den Tisch und greife dann schnell hintereinander, spontan, ohne Hinzufügen eigener Wunschvorstellungen und Erwartungen, sechs Fläschchen heraus. Wenn ich mir hinterher die Schilderung der Seelenzustände der von mir gewählten Blüten im Buch noch einmal durchlese und in bezug zu meinem Charakter und meiner aktuellen Lebenssituation bringe, zeigt sich, daß ich zu 60–90% die für diesen Zeitpunkt richtigen Blüten gewählt habe. Auf manche Blüten wäre ich durch reine intellektuelle Selbstanalyse nie gekommen. Die Erklärung dieses Phänomens sehe ich darin, daß bei diesem spontanen, schnellen Greifen das Höhere Selbst oder der innere Arzt wirksam werden können, ohne von verstandesmäßigen Zweifeln blokkiert zu werden.«

Eine Heilpraktikerin berichtet ergänzend zu diesem Thema:

»Beim Selbstaussuchen erweisen sich Essenzen, die man zunächst als ›Irrtum‹ angesehen hat, hinterher oft als recht sinnvoll gewählt. *Cherry Plum:* der Schock kam 2 Tage später. *Mustard,* bei bestem seelischem Befinden ausgewählt, erwies sich wiederum 2 Tage später als ›bitter‹ notwendig. (In beiden Fällen hatte ich es nicht in die Mischung getan und mußte mich im nachhinein belehren lassen, daß die Seele es besser wußte als der Kopf.)
Eine Freundin greift u. a. *Scleranthus,* beteuert aber, so etwas brauche sie nicht, denn sie stehe in keinerlei Entscheidungssituation. Drei Tage später geht es aus heiterem Himmel darum, ob sie sich von ihrem Freund trennen soll. Andere Selbstwähler bestätigen, daß sie die durch die Blüten angezeigte Gefühlslage oder Situation bereits geahnt hätten, geträumt hatten oder auf sich zukommen sähen.«

Diese Aussage möge nicht dazu verleiten, die Bach-Blüten als I Ging-Ersatz oder Orakel in Blütenwasserform zu mißbrauchen, wozu sich mancher in seiner ersten Begeisterung versucht fühlen könnte. Spirituell interessierte und holistisch ausgerichtete Menschen neigen in bestimmten Phasen ihrer Entwicklung dazu, den Blick für das realistische Zusammenspiel von Seele, Körper und Geist aus dem Auge zu verlieren. An sie wenden sich die folgenden Sätze eines esoterisch gut informierten Schweizer Heilmasseurs:

»Mit der Bezeichnung ›holistisch‹ wird heute oft ein Spiel getrieben. Man redet von Geist, Seele und Körper und spricht dann ständig nur vom Feinstofflichen. Gerade am Anfang jeglicher Betrachtung über Feinstoffliches sollte die Wichtigkeit des Grobstofflichen mit einbezogen werden. Der grobstoffliche oder physische Körper unterliegt in Gottes Namen den physischen Gesetzmäßigkeiten. (Diese können wohl durch die Psyche gestört werden.) Daß das Vehikel des Menschen trotzdem wie eine Maschine auch richtig versorgt und unterhalten werden muß, geht vielen ›Geistsuchern‹ ab. Ein schlaffer Körper mit ineffektivem Metabolismus ist wenig hilfreich, die feinstoffliche Entwicklung zu fördern. Der physische Körper hat seine gewissen Energieverbindungszonen zwischen dem Fein- und Grobstofflichen. Die Nerven spielen in diesem System eine wichtige Rolle. Um aber die Energien untereinander auch im Grobstofflichen arbeiten zu lassen, muß die ›Verdrahtung‹ stimmen und funktionieren...«

An dieser Stelle sei angemerkt, daß die Essenz von Rock Water hilfreich sein kann, dem Bewußtsein für die natürlichen Abhängigkeitsverhältnisse zwischen Seele, Geist und Körper wieder zum Durchbruch zu verhelfen.

Nun einige Beispiele von Selbsterfahrung und Selbsttherapie mit den Bach-Blüten in allgemein menschlichen Krisensituationen.

Willensschwäche aus Überforderung – Selbsterfahrung mit Centaury

»Mein Sohn, 22 Jahre, kommt für einige Tage nach Hause. Ich fühle mich müde, abgespannt; manchmal meine ich, Zentner lasten auf mir – und bisweilen ist mir alles egal!

Am zweiten Tag rüttelt mich eine Bemerkung meines Sohnes auf. Er durchschaut die Situation: ›Was ist los mit dir? Du läßt wohl neuerdings alles mit dir machen. Du kannst ja überhaupt nicht mehr ‚nein' sagen!‹...

Ich ziehe mich zurück. Er hat recht. Ich male mir die Folgen meines Verhaltens aus – besonders in bezug auf meinen Jüngsten, der erst 10 Jahre alt ist. Ich muß es ändern; ich darf es bzw. mich nicht treiben lassen. Aber wie? Ich bitte um innere Führung.

Beim Aufräumen am nächsten Tag sticht mir das Buch ›Bach-Blütentherapie‹ in die Augen. Unwillkürlich greife ich danach, lasse alles liegen und blättere darin. *Centaury*, das ist es – ich weiß es plötzlich. Ich richte mir das Einnahmefläschchen – wie angegeben – her. Erste Einnahme vor dem Mittagessen. Zweite Einnahme vor dem Schlafengehen. Ich bin gelassen, ruhig, entspannt. Da habe ich das Gefühl, als ob sich über meinem Kopf eine Blüte schließen würde, so wie sich manche Blumen vor einem Unwetter schließen, und es ist, als würde eine tiefe Wunde auf meiner linken Seite heilen... Ich schlafe ruhig und tief. Nach dem Erwachen habe ich das Bedürfnis, mich richtig auszustrecken und aufzurichten. Ich meine, ich bin um einige Zentimeter gewachsen... Ich gewinne zusehends an Energie und Kraft.

Nach einigen Tagen fühle ich mich wie in jungen Jahren; habe wieder Lust, etwas zu unternehmen, und meinem Jüngsten geht auch nicht mehr alles durch, was er möchte.

Nach einer Woche vergesse ich die Einnahme. Ich brauche Centaury nicht mehr.«

Eine Medizinstudentin entdeckt das »bedürftige Kleinkind« in sich

»Wenn irgend jemand jemals das Bild von *Heather* typisch vertreten hat, dann ich, jedenfalls bis zu dem Zeitpunkt, als ich mit der Meditation anfing. Bis dahin konnte ich meinen Mund nicht halten. Ich redete in einem fort.

Ich muß für so manche ein Schreckgespenst gewesen sein, weil sie kaum die Gelegenheit bekamen, mich zu unterbrechen. In der Schule mußte ich immer den letzten Kommentar beisteuern. Früher noch habe ich mit Weinen und Beleidigungen reagiert, wenn ich nicht in ein Gespräch mit einbezogen wurde. Im Kreise von Freunden glaubte ich beliebt zu sein, weil ich meist fröhlich war, viel herumwitzelte und auf Leute zuging, wenn ich sah, daß sie allein waren.

Ich brauchte diese Gespräche bzw. das Gerede, um mir selbst zu beweisen, daß nicht alles an mir faul war, denn wirkliche Freunde hatte ich nie. Ja, es war nicht einmal so, daß ich zu einer Clique gehört hätte. Ich scheute mich vor vielen Menschen und brauchte sie dennoch. Und wenn mir dann noch jemand sagte, daß ich ja eigentlich keine Ahnung von dem hätte, woran ich mich gesprächshalber beteiligte, war ich oft ziemlich geschockt und entmutigt. Klug und intelligent wollte ich tun, dumm und unwissend war ich wirklich. Ich erkannte, daß die, die mein vieles Gerede kritisierten, recht hatten, und ich konnte trotzdem nichts gegen meine Unwissenheit tun. Deshalb fühlte ich mich um so mehr gedrängt, zu reden, und zur selben Zeit verachtete ich mich. Als ich dann anfing zu meditieren und mir gleichsam neues Gedankengut zugeführt wurde, entfiel das Bedürfnis, über alles und jedes zu reden, denn ich hatte zum erstenmal einen Sinn in mein Leben bekommen, dem ich mich mit Freude und Eifer widmete. Aber man kann sich sicher unschwer vorstellen, daß das Problem Heather damit nicht sofort beseitigt worden war, sondern nun umschlug in eine introvertierte Form: Von nun an sprach ich kaum, versuchte alles gedanklich zu lösen. Am stärksten fiel es meinen Verwandten auf, daß ich kaum mehr etwas sagte. Aber worüber sollte ich reden – ich wußte ja meist wirklich nichts Wahres.

In meinem Sommerurlaub fahre ich seit einigen Jahren regelmäßig in ein Camp, wo ich unter Gleichgesinnten bin. Dort findet täglich eine Diskussionsstunde statt. Und hier äußerte sich mein Heather-Zustand so, daß ich zwanghaft nach interessanten Fragen und Beiträgen suchte, die ich beisteuern konnte, mit dem Ergebnis, daß ich oft peinliche Situationen hervorrief oder meine Fragen so beantwortet wurden, daß ich wie ein Dummkopf dastand. So sehr ich mir wünschte, schweigen, zuhören und nachdenken zu können, so wie andere auch, so wenig war ich dazu in der Lage. Ich brachte es nicht fertig! Ich brauchte die Bestätigung, daß ich auch etwas wert sei, und glaubte, es müsse dadurch geschehen, daß man meine Beiträge beachten und irgendwie loben würde. Irgendwann kam es dann so weit, daß mir jemand direkt ins Gesicht sagte, daß ich eigentlich sehr stören würde (das war das Gegenteil von dem, was ich beabsichtigte). Dann griff ich zu Heather.

Zunächst trug ich die stock bottle nur mit mir herum und spürte schon dabei, wie ich innerlich gelassener wurde. Dann nahm ich die Tropfen regelmäßig ein, und schon sehr bald merkte ich, wie der Rededrang geringer wurde. Gleichzeitig wurde mir bewußter, warum ich eigentlich immer zwanghaft nach Gesprächen und Menschen suchte. Es war, als wenn ein zu enges Kleid endlich aufplatzte und ich wieder mehr Luft bekam. Ich fühlte mich seit langer Zeit wieder mehr in mir zu Hause.

Das war der Anfang. Mit der Zeit fiel es mir immer leichter zuzuhören und zu schweigen. Zwar wurde mein Problem durch Heather nicht vollständig gelöst – aber es schaffte den Durchbruch zur nächsten Schicht der Torte...«

Wiederbelebung und Aufarbeitung
Selbst-Erfahrung mit Star of Bethlehem

»Am 9.4.1982 nahm ich erstmals *Star of Bethlehem*. Ich hatte gleich in dieser Nacht intensive Träume und eine Traumphase von einigen Wochen, von denen ich am Morgen oft noch Details wußte. Die meisten Träume waren sehr archaisch oder handelten von meiner frühen oder allerfrühesten Kindheit – vor der Geburt meines Bruders. Szenen in einer Wohnung, wo wir wohnten, bis ich ca. vierjährig war, Schock-Situationen, die ich tatsächlich erlebt hatte. Bei Gelegenheit erinnerte ich mich intensiv an Menschen, mit denen ich zum Teil seit mehr als fünfzehn Jahren keinen Kontakt mehr hatte. Es kommt zu Situationen, in denen ich mich erinnere, daß ich in vergleichbaren Situationen bisher ganz anders – negativ – reagiert habe. Wenn ich kleine und größere Enttäuschungen erlebe, erinnere ich mich hie und da, daß ich anderen Menschen ähnliche Enttäuschungen bereitet habe. Ich habe zu der Pflanze Star of Bethlehem ein fast persönliches Verhältnis. Ich kaufe oft diese Blume und fand im Sommer 1983 in einer Wiese eine herrliche Sammlung dieser Blumen. Ich grub eine Pflanze aus und pflanzte sie auf meinem Balkon ein. Ich bemerkte um den 1. Advent herum, daß bereits die Blätter sproßten. Ich erfreue mich an dieser Pflanze ganz besonders. Kurz nach der ersten Einnahme von Star of Bethlehem bekam ich starke Schmerzen an der rechten Ferse (beide Fersen wurden 1946 operiert, die linke erneut 1980). Ich suchte zwei Orthopäden auf. Der erste wollte operieren, der zweite verschrieb Lehm-Umschläge und das Tragen von Schuhen mit 3–4 cm hohen Absätzen. Nach einem Monat spürte ich beinahe keine Schmerzen mehr.«

Andreas hat Schulprobleme.

Therapie einer Mutter für ihren Sohn?

Andreas M., geb. Mai 73, Eltern jetzt 56 und 74 Jahre alt.
Seine Mutter schreibt zur Vorgeschichte:

»Andreas ist wie ein Einzelkind aufgewachsen, ohne Freunde, ohne Spielkameraden. Er beschäftigt sich viel allein, bastelt gern und ist kreativ. Er ist schüchtern, findet schwer Kontakt zu Fremden bzw. Besuchern.

Die ersten beiden Grundschuljahre waren katastrophal: Innerhalb von drei Wochen schwindet alle Kreativität. Er findet keinen Kontakt zu anderen Kindern, wird bestohlen... Er zieht sich vollkommen zurück. Seine Lehrerin ist offensichtlich nur am wissensmäßigen Fortkommen interessiert. Gute Anlagen, die nicht ins Unterrichtsprinzip passen, werden nicht beachtet. Andreas wird trotzig, gibt absichtlich falsche Antworten, tanzt aus der Reihe und wird aggressiv... schließlich wird er als asozial hingestellt.

Mit viel Liebe und Geduld bringe ich ihn über die Runden.

Die nächsten beiden Schuljahre verlaufen günstiger. Der neue Lehrer behandelt ihn unvoreingenommen. Trotzdem dauert es über ein Jahr, bis Andreas Vertrauen gewinnt, seine Hausaufgaben bereitwillig macht und auf Fragen des Lehrers einigermaßen hörbar antwortet.

Ich wage es, Andreas im Gymnasium anzumelden – aufgrund seiner Leistungen, die er mühelos und ohne besondere Übungen erbringt, und der Bemerkung des Lehrers, daß er möglicherweise zu wenig gefordert wird, obgleich große Bedenken wegen seines sozialen Verhaltens bestehen.

Anfang August – während der Ferien – wähle ich aufgrund des Buches ›Bach-Blütentherapie‹ für ihn zunächst die folgenden Blüten: *Holly* und *Mimulus*.

Außerdem erhielt er bereits, wenn er sehr aufgewühlt und aggressiv reagierte, *Rescue Remedy* als Creme auf die Stirn gestrichen (er war nicht zu bewegen, irgendeine Medizin, Tropfen, Tabletten etc. zu nehmen). Bisweilen verlangte er selbst nach der Creme.

Drei Tage nach der Einnahme von *Holly* und *Mimulus* beginnt Andreas fröhlicher zu werden. Er gibt sich lockerer, gelöster und lacht erstmals laut, noch dazu über seine eigenen Wutanfälle! Nach einer Woche zeigt er Interesse an neuen Spielen, beginnt zu scherzen und unternimmt mit einem Schulkameraden erstmals Fahrradtouren.

Drei Tage vor Schulbeginn erhält er die im Buch angegebene *Schulbeginn-Kombination* sowie weiter *Holly* und *Mimulus*. Der Schulwechsel geht reibungslos vonstatten. Andreas steht nach dem Wecken sofort auf (was in der Grundschule niemals der Fall war), macht seine Hausaufgaben unaufgefordert sofort nach dem Mittagessen und scheint mit sich und der Welt zufrieden.

Da kaum jemand auf Anhieb seine alten eingefahrenen Geleise verlassen kann, bekommt er ab 2.10.: *Mimulus, Chestnut Bud, Impatience, Holly* und *Aspen.* Andreas nimmt die Tropfen gern und regelmäßig.

Mitte Oktober: Nach Rücksprache mit den Lehrern ergeben sich keine Auffälligkeiten; er ist etwas unkonzentriert, aber er stellt dem Lehrer Fragen und denkt bisweilen voraus.

16.10.
Ich tausche *Holly* gegen *Willow* (Andreas zeigt sich sehr egoistisch...). *Aspen* entfällt.

5.11.
Andreas hatte nichts gelernt (mündlich), da er glaubte, es ginge so leicht wie in der Grundschule. Er ist müde, kann oft nicht einschlafen, hat Kopfschmerzen. Er schreibt in Sachfächern zweimal eine Sechs. Die Anstrengung (Aufstehen 5.45 – Heimkommen 14 Uhr) macht sich bemerkbar. Er erhält *Clematis, Willow, Gentian, White Chestnut.* Andreas muß früher zu Bett!

Ergebnis: Andreas bügelt seine Sechser ohne größere Anstrengung mit ›sehr gut‹ aus. Er geht gerne zur Schule, ist interessiert. Nachdem das Einnahmefläschchen fast aufgebraucht ist, vergessen wir die Tropfen.

12.12.
Andreas kommt mit verschwollenen, braunrot unterlaufenen Augen nach Hause; er ißt nicht, er ist abgeschlagen, wie zermalmt. Er geht ohne Widerspruch ins Bett. Ich streiche ihm *Rescue Remedy* auf die Stirn.

13.12.
Unser Heilpraktiker stellt leichte Erkältung und schlechte Nierenfunktion fest. Andreas nimmt homöopathische Tropfen. Er geht nicht aus sich heraus. Ich habe das Gefühl, er verschweigt etwas, dränge ihn jedoch nicht zum Sprechen.

14.12.
Andreas bekommt *Mimulus, Olive, Gorse, Chestnut Bud, Gentian, Larch.*

17.12.
Mein Sohn will, obwohl gesundheitlich auf der Höhe, nicht mehr zur Schule. Er schaffe das Abitur (er ist 10 Jahre) doch nicht, es sei so schwer... Er bekommt wieder *Rescue Remedy* auf die Stirn gestrichen, ich verspreche ihm, ihn morgen nicht zu wecken und mit ihm darüber zu diskutieren.

19.12.
Andreas geht wieder zur Schule.

20.12.
Ein Verweis flattert ins Haus wegen ›Unaufrichtigkeit‹ am 12.12. Zögernd erfahre ich die Wahrheit. Andreas hatte am Ende der zweiten Stunde, als die Lehrerin korrigierte, ins Pausenbrot gebissen und auf die Frage, was er denn esse, mit ›nichts‹ geantwortet und sein Brot weggeräumt. Dafür der Verweis! Die Ferien und mein Einspruch gegen diese Behandlung haben alles wieder ins Lot gebracht.

Andreas hat seit Weihnachten keine Tropfen mehr genommen. Er geht nach wie vor gerne zur Schule. Sein Zeugnis ist den Umständen entsprechend gut. Durchschnitt 2,7 (Sport ist nicht seine Sache!). Bemerkungen: Mitarbeit anerkennenswert, Verhalten angemessen. Wir sind alle zufrieden!

Nachsatz: Wieviel schulmüden und verdrossenen Kindern könnte auf diese Weise geholfen werden. Wie vielen Kindern könnte man die Einweisung in die Sonderschulen ersparen!?!«

Ein Problem, das es in fast jeder Partnerschaft einmal gibt...

Aus dem Tagebuch einer 46jährigen Lehrersfrau nach Einnahme einer Mischung aus Centaury, Heather, Hornbeam und Scleranthus:

»Mein Mann findet sich besser zurecht. Ist ausgeglichener, besonders seit der letzten Liebesnacht, die mich allerdings viel kostete: enormer Aufwand, da ich persönlich zu müde war. – Nachher das Gefühl von ›ich hätte doch nicht ja sagen sollen‹. Tagelang Müdigkeit, Schmerzen im Becken und das Drangeben des Gefühls der absoluten geistigen Verbundenheit.

Lehre: Ich muß versuchen, nicht aus Angst vor falschen Anschuldigungen ja zu sagen. Claus wird noch lernen müssen, wie ich auch. Mich bedrückt dann seine Abwendung, seine kindische Reaktion und das Vorrechnen, er müsse ein Gesuch einreichen bei mir. Immer noch realisiert er nicht, daß diese seine Haltung dann herausfordernd auf mich wirkt.

Folge davon: Bei mir stellt's ab. Ohne daß er was sagt, fordert er ›keine Widerrede‹, aber so perfid, daß er sagen kann, ich bilde mir das ein. Ich habe noch viel zu lernen durch ihn. Liebe ist für mich vor allen Dingen geistiger Gleichklang, der sich erst in 2. Etappe körperlich äußern kann. Sonst sind zuerst ich, dann er betrogen. Er sucht doch genau das gleiche, nur auf Männerart. Wenn er sanft und zärtlich auch tags auf mich zukommt, so ist alles doch ganz anders. Gespräche über Gefühle und Alltagssorgen zwischen uns sind immer noch selten. Deswegen muß ich wohl noch mehr *Heather* nehmen, um noch besser zuhören zu können.

Erkenntnis: Ich darf mich nicht mehr einfach diesen Ansprüchen unterordnen *(Centaury)*.«

Womit sich ein Ehepaar das Leben schwermachte: Angst vor Krankheit und Schuldgefühlen

Ein österreichischer Bach-Freund hilft seiner Verwandten:
»Es handelt sich um meine Schwester und ihre Familie aus Genf. Frau Gerti F., 43 Jahre alt, Hausfrau, Österreicherin von

Geburt. Meine Schwester hatte seit dem Tod unserer Mutter im Jahre 1967 große Angst vor Krebs. Auch um ihre beiden Söhne, Daniel (19) und Michael (21), sowie um ihren Mann hatte sie immer Angst. Sie ließ sich zweimal im Jahr eine Mammographie machen und schickte ihre Angehörigen ebenfalls laufend zum Arzt. Außerdem wirkte sie sehr nervös und angespannt.

Im August 1982 kam sie mit ihrem Mann auf Urlaub nach Wien, und ich sprach mit ihnen über die Bach-Blüten. Meiner Schwester mischten wir vorab: *Mimulus, Aspen, Star of Bethlehem*. Im Anschluß später sollte noch *Vervain* dazugenommen werden, denn sie tat des Guten oft zuviel.

Sie nahm diese Tropfen fast ein Jahr lang ein. Als meine Schwester im November 82 überraschend zu uns nach Wien kam, sagte sie eines Abends so nebenbei: ›Ich habe keine Angst mehr vor Krebs. Ich fühle mich wohl. Wir gehen jetzt sogar jede Woche einmal aus.‹

Mein Schwager, Gerd F., 44 Jahre alt, Bankbeamter, Schweizer Bürger, erzählte ganz offen, er sei ein wertloser Mensch, weil er in seiner Jugend einige Male onaniert hätte. Er fühle sich überaus schuldbeladen. Charakterlich war er ein *Wild Rose*-Typ, denn er war oft sehr teilnahmslos. Manchmal sprach er in einer Woche nicht mehr als zehn kurze Sätze und wollte zuletzt immer weniger unter die Leute gehen.

Ich riet ihm zunächst zu einer Mischung aus *Pine* und *Star of Bethlehem* und anschließend zu einer Kombination von *Wild Rose, Crab Apple* und *Centaury* – letzteres weil er nie eine Meinung äußerte.

Im November war auch er nicht wiederzuerkennen: Gelöst, fröhlich und gesprächig wie nie zuvor. Er sagte von sich aus: ›Uns geht es jetzt sehr gut.‹«

IV.

Erfahrungen mit Tieren und Pflanzen

Erfahrungsberichte über die Behandlung von Tieren und Pflanzen* mit den Bach-Blüten, vor allem mit Rescue, sind besonders zahlreich.

Dabei wird oft die Frage aufgeworfen, ob ein Tier, daß ja keine dem Menschen vergleichbare Individualität besitzt, durch die Bach-Blüten dauerhaft Hilfe finden kann. Die bisherige Erfahrung zeigt, daß Tiere, die im akuten Zustand symptomatisch behandelt wurden, überraschend schnell wieder gesund wurden. Bei Tieren, die in chronischen Zuständen durch Bach-Blüten Hilfe fanden, traten die Symptome wieder auf, sobald mit der Blüteneinnahme ausgesetzt wurde.

So wurde zum Beispiel ein älterer epileptischer Foxterrier regelmäßig mit Mimulus behandelt. Die Anfälle verschwanden. Nach Absetzen von Mimulus traten die Anfälle wieder auf. Die erneute Einnahme von Mimulus brachte sie wieder zum Verschwinden.

Es ist leicht vorstellbar, daß Tieren oft die gleichen Blüten helfen, die von den Tierhaltern in dieser Zeit eingenommen werden, oder die Blüten, zu denen der Tierhalter eine starke innere Beziehung hat.

Eine Seminarteilnehmerin besaß Schildkröten, die allmählich immer lethargischer wurden. Schließlich konnte man nur noch mit Mühe ausmachen, ob die Schildkröten schon tot oder noch lebendig waren. Als Kenner der Bach-Blütentherapie hätte man hier an Wild Rose, eventuell Olive oder Gorse gedacht. Die Schildkrötenbesitzerin hingegen

---

*) Die Dosierung bei Tier- und Pflanzenbehandlungen ist nicht genau festzulegen und bleibt der Intuition überlassen.
Erfahrungswerte: Je 4 Tropfen aus der stock bottle auf einen Trinknapf. Je ca. 10 Tropfen aus der stock bottle auf eine 10-l-Gießkanne.

gab ihren Lieblingen intuitiv Mustard – eine Blüte, zu der sie selbst eine starke innere Beziehung besaß. Die Schildkröten wurden innerhalb von 24 Stunden wieder »lebendig«.

Ein milieugeschädigter Hund lebt sich ein

»*August 1983:* Die etwa 7jährige schwarze Mischlingshündin Helena zeigt eindeutig Symptome einer schweren Angstneurose. Sie wurde von ihrer jetzigen Besitzerin aus dem Tierheim geholt und fürchtet sich vor jedem Menschen, der ihr unbekannt ist, besonders vor Kindern. Sie nimmt nichts Freßbares von fremden Menschen an und ist auf dem besten Wege zur ›Angstbeißerin‹. *Verschreibung:*

Mimulus – Angst vor Menschen.
Star of Bethlehem: – Schock aus der Tierheimzeit.

Bericht des Frauchens nach einer Woche: ›Gestern ist Helena zum erstenmal beim Nachbarn betteln gewesen...‹«

Eine Amsel wird gerettet

»Im Sommer wurde ich eines Morgens durch einen heftigen Schlag gegen die Terrassentürscheibe geweckt. Auf der Terrasse lag, von einigen Federn umgeben, eine junge Amsel. An der Scheibe, gegen die sie mit Wucht geprallt war, konnte ich Blutspuren erkennen.

Die Situation des Vogels schien ziemlich aussichtslos. Man mußte ihn schon genau beobachten, um die schwache Atmung wahrnehmen zu können. Die Beinhaltung glich der eines toten Vogels.

Da es sich um einen Notfall mit Schock handelte, stellte ich eine Schale mit *Rescue* unmittelbar neben die Amsel, denn die Möglichkeit, einige Tropfen in den Schnabel des Tieres zu bringen, sah ich nicht. Als ich nach etwa 30 Minuten wieder nach dem Vogel schaute, war er offensichtlich mit dem Schaleninhalt in Berührung gekommen, denn einige Tropfen befanden sich auf seinem Federkleid. Der Anblick, der sich mir jetzt bot, war hoffnungsvoll: Die Amsel bewegte sich wieder, drehte ab und zu den Kopf, kam jedoch nicht vom Fleck. Nachdem eine Stunde vergangen war, wunderte ich mich über weitere Fortschritte: Munteres Hüpfen wechselte sich mit kleinen Flügen innerhalb des Terrassenbereiches ab. Gegen Nachmittag gelangen dem ›Patienten‹, der sich immer noch in Sichtweite aufhielt, weitere Flüge. Es schien, als wolle er mir demonstrieren: Es geht mir gut, sei unbesorgt, wenn du mich aus dem Gesichtskreis verlierst.«

Eine Kuh gibt wieder Milch

»Eine Kuh hatte durch das Werfen ihres Kalbes offensichtlich einen kleinen Schock zurückbehalten, denn sie gab keine Milch mehr.

Nachdem ihr etwa 5 Tage lang die *Notfall-Tropfen* eingeflößt worden waren, begann sie wieder Milch zu geben, und zwar von Tag zu Tag einen Liter mehr.«

Katzengeschichten: Fine und Möppi

Eine Dame, die heimatlose Katzen aufnimmt und versucht, ihnen ein neues Zuhause zu vermitteln, konnte schon vielen Tieren mit den Bach-Blüten über Krankheiten und Krisen hinweghelfen. Hier zwei Beobachtungen aus ihrem Katzenbuch:

»Fine kam am 20. 7. 1974 als erste von fünf (drei Katzen und zwei Kater, alle von verschiedenen Eltern) zu mir. Wir verstanden uns vom ersten Augenblick an ausgezeichnet. Sie war ein äußerst empfindsames, dabei aber ein frohes und liebes Geschöpf.

Seit April 1983 wußte ich, daß sie stark erhöhte Leberwerte hatte und außerdem zuckerkrank war. Gegen die Lebererkrankungen bekam sie vom Tierarzt Tabletten. Eine Diabetes-Behandlung wollte ich im Interesse des Tieres nicht anfangen. Als am 14. 6. 1983 eine andere Katze, Euli, starb, verschlechterte sich der bereits kritische Zustand von Fine deutlich. In den folgenden Wochen sah es mehr und mehr so aus, als ob es auch mit ihr zu Ende gehen würde.

Am 16. 6. 83 mischte ich ihr: Walnut – für die Übergangsphase,*Crab Apple* – für Reinigung, *Rescue, Agrimony* und *Centaury* – für ihren allgemeinen Krankheitszustand und gab ihr täglich 3 × 3 Tropfen davon ein.

Schon nach wenigen Eingaben stellte ich fest, daß sie ruhiger wurde, aber sie nahm kaum noch feste Nahrung zu sich und wollte immer nur trinken.

Die kluge kleine Fine, mit der ich mich unterhalten konnte, ohne ein Wort zu sprechen, verließ uns am Sonntag, den 27.6.83.

Ich habe einmal gelesen, daß zwei Kätzchen kommen, um die Katze, deren Lebensuhr abgelaufen ist, abzuholen. Das muß wohl zutreffen. Fine sah immer in die gleiche Richtung. Sie knurrte und fauchte abwechselnd. Dann sah sie mich wieder an und schnurrte. Für mich sah es so aus, als ob die Bedrohung ihr langsam näher kam, bis sie nicht mehr ausweichen konnte...

Etwa zwei Tage vor diesem Ereignis »sah« ich diese mir so ans Herz gewachsene Katze als kleines Kätzchen vor der Hecke eines großen Hauses spielen. Sie sprang lustig herum, war gesund und munter. Es war eine andere Wahrnehmung als in einem Traum, irgendwie plastischer. Vielleicht war dies als Hinweis und Trost für mich gedacht, daß auch in der anderen Dimension für die Tiere gesorgt wird.

Möppi gehörte seit dem Dezember 1974 als erster Kater zu unserer Katzengemeinschaft. Zwischen ihm und Fine entwickelte sich rasch ein Verhältnis, wie man es sicher nicht oft bei Katzen erlebt. Sie waren ausgeglichen und miteinander zufrieden, soweit ich das als Mensch beurteilen kann.

In dieser Zeit hatten wir häufig Logiergäste, die so lange blieben, bis ich für die Tiere ein neues und bleibendes Zuhause gefunden hatte. Rückwirkend betrachtet glaube ich, daß Möppi immer froh war, wenn er wieder mit seiner Fine und mir alleine war. Aber im Laufe der Zeit blieben noch drei weitere Tiere dauernd bei uns. Möppi entwickelte sich zu unserem kleinen Sheriff und suchte sich mit Unterbrechungen immer wieder eine neue Stelle zum ›Hinpinkeln‹ – eine häufige Eigenart bei Katzen. Durch diese von den Tierhaltern oft mißverstandene Protestaktion haben schon viele Tiere ihr Zuhause verloren oder wurden eingeschläfert. Glücklicherweise befanden sich Möppis ›Pinkelstellen‹ meist in Abstellräumen und nicht in der Wohnung, sonst hätte wohl auch ich notgedrungen die Konsequenzen ziehen müssen.

Als Fine uns verlassen hatte, habe ich mir große Sorgen um Möppi gemacht. Er wußte nichts mehr mit sich anzufangen,

saß zeitweise nur da und starrte auf die Wand. Seine Traurigkeit drückte sich vor allem auch in verstärktem Pinkeln aus.
Am 21. 9. 83 mischte ich ihm *Heather* und die *Notfall-Tropfen*. Er bekam täglich 2 × 3 Tropfen. Schon bald stellte ich
eine positive Änderung fest:
Er ging brav auf sein Klo und hat seitdem nicht mehr
gepinkelt. Zur Zeit ist er munter wie schon lange nicht mehr,
fordert mich zum Spielen auf und macht dabei immer wieder
seine kleinen Luftsprünge.«

Umzug mit Pflanzen

»Beim Umzug wurden meine Pflanzen durch den Spediteur
nicht gerade liebevoll behandelt, obwohl ich ausdrücklich
um gute Behandlung gebeten und man mir das versprochen
hatte. Alle ließen die Köpfe hängen, viele Blätter waren abge-
knickt, und einige Töpfe waren lieblos aufeinandergestellt.
    Vor dem Umzug hatte ich die Stöcke schon mit *Walnut*
gegossen, um ihnen die Eingewöhnung in die neue Umgebung zu erleichtern. Nach dem Umzug kamen selbstver-
ständlich sofort für einige Wochen die *Notfall-Tropfen*, *Hornbeam* und *Wild Rose* ins Gießwasser.
    Hornbeam und *Rescue* gegen den Schock und zur Kräfti-
gung der schlaffen Stiele, *Wild Rose*, weil sich die Pflanzen
ja klaglos in ihr Schicksal fügen mußten.
    Alle Pflanzen haben den Umzug inzwischen gut überstan-
den, blühen wieder und fühlen sich in der neuen Umgebung
sichtlich wohl.«

Ein Blatt »spielt wieder mit«

»Ich habe eine Aralie vom Markt heimgebracht. Sie läßt eines
ihrer Blätter stark hängen. Auch nach zwei Tagen sind keine
Anzeichen von Erholung zu erkennen. Sie bekommt mit dem
Gießwasser *Hornbeam*, *Olive*, *Walnut*, *Wild Rose*. Den Rest
des Gießwassers stelle ich unter das welkende Blatt. Nach
etwa zwei Stunden schaue ich zufällig noch einmal auf meine
Aralie und staune nicht schlecht: Das Blatt hat sich vollkommen aufgerichtet.«

Der Feigenbaum im unfreiwilligen Winterschlaf

»Einem kleinen Feigenbaum, der im vergangenen Sommer im Freien gestanden hatte, konnte ich im Herbst durch plötzlichen Frosteinbruch nicht sofort ein angemessenes Winterquartier im Hause zuteilen. Mit dem Vorsatz, baldmöglichst einen geeigneten Platz für die Pflanze zu finden, stellte ich den Feigenbaum erst mal in den hintersten Winkel der Garage. Da er außer Sichtweite war, vergaß ich mein Vorhaben.

Nach drei Monaten stieß ich beim Aufräumen in der Garage auf etwas, das ich erst nach ausgiebigem Betrachten als das nur vorübergehend abgestellte Feigenbäumchen identifizieren konnte, denn es waren keine Blätter mehr vorhanden. Bei Temperaturen um und unter dem Gefrierpunkt, spärlichem Licht und Zugluft war das wohl auch nicht anders zu erwarten.

Nun brachte ich die Feige endlich an einen geeigneten Platz in der Wohnung und goß sie in dieser Notfallsituation während einiger Tage dreimal mit *Rescue*, das ich dem Gießwasser zugesetzt hatte. Anschließend wurde, um die Pflanze zum Treiben neuer Blätter anzuregen, eine Woche lang mit *Hornbeam*-Wasser gegossen. Nach diesem Zeitraum zeigten sich bereits neue Triebe.

Vier Wochen nach der Bach-Blütenbehandlung war das Feigenbäumchen gesund, kräftig, voll belaubt und trug sogar Früchte.«

Schmarotzer auf der Flucht...

»Eine geliebte Zimmerpflanze von mir fing aus unerklärlichen Gründen an einzugehen. Ich gab eine Bach-Blütenmischung ins Gießwasser:

Rescue – gegen ›Umwelteinflüsse‹, die sie vielleicht stören mochten,

Wild Rose – gegen ihre absterbenden Blüten und Blätter,

Crab Apple – gegen eventuelles Ungeziefer.

Nach drei Stunden fand ich oben im Blumentopf eine kleine Made oder Schnecke, die wohl unten in der Blumenerde am Wurzelwerk ihr Unwesen getrieben hatte.

Heute, nach dreitägigem Gießen mit der Bach-Blütenmischung fand ich erneut einen winzigen Störenfried. Die Pflanze selbst gedeiht wieder besser; eingegangene Teile habe ich vorsichtig entfernt; die Blätter hängen nicht mehr. Lauter kleine Blüten strahlen mich an. Die kleinen Tierchen in der Erde scheinen sich mit der Bach-Blütenkombination nicht mehr wohl zu fühlen. Aber ich werde zur Sicherheit noch einige Tage länger gießen, damit die Pflanze vollends zu Kräften kommt.«

Eine Tanne mausert sich

»In unserem Garten habe ich zwei Edeltannen. Zur Triebzeit stellte ich fest, daß eine von beiden gelbe Nadeln hatte und wesentlich weniger Triebe als die andere bekam. Es sah so aus, als ob sie den Sommer nicht überleben würde.

Versuchsweise gossen wir sie drei Tage lang mit *Rescue* – etwa 10 Tropfen auf eine 10-l-Gießkanne. Schon nach ca. 4 Tagen sah sie relativ erholt aus und gesundete in den nächsten zwei Wochen zusehends. Bald war kein Unterschied mehr zwischen beiden Tannen zu bemerken.«

V.

Erfahrungen mit Rescue (Notfall- oder Erste-Hilfe-Tropfen)

Wohl für keine andere Bach-Blütenessenz liegen so viele Erfahrungsberichte vor wie für Rescue, die sogenannten Erste-Hilfe-Tropfen. Diese Mischung aus Rock Rose, Star of Bethlehem, Clematis, Cherry Plum und Impatiens, die Bach lediglich zur Auflösung momentaner innerer Spannungszustände – nicht zur Erzielung längerfristiger Wirkungen – konzipierte, hat sich in kürzester Zeit als das erwiesen, wofür es gedacht ist, als ein echtes Hausmittel, das in keiner Hausapotheke fehlen sollte. Aus der Breite der Anwendungsmöglichkeiten und Modalitäten einige interessante Erfahrungen aus Fach- und Laienkreisen:

a) Rescue als Vorbehandlung zu einer nachfolgenden individuellen Blütentherapie

Der Oberarzt einer psychiatrischen Klinik berichtet folgendes:

»Obwohl die Erste-Hilfe-Tropfen nur zur kurzfristigen Entspannung gedacht sind, gibt es Fälle, bei denen man sie mehrere Tage lang zur regelmäßigen Einnahme verordnen muß, ehe mit einer individuellen Bach-Blütentherapie überhaupt begonnen werden kann, weil der Patient in einer seelischen Ausnahmesituation nicht die Kraft hat, sich mit seinen persönlichen Schwächen und seinem Fehlverhalten auseinanderzusetzen.

Eine Patientin, die vor einigen Wochen zu uns kam, war in den vorangegangenen fünf Monaten bereits ohne Erfolg in zwei Nervenkliniken gewesen. Die Diagnose lautete: ›psychotische Episode‹ und äußerte sich unter anderem in starken Angstzuständen. Durch die beiden vorangegangenen Klinikaufenthalte, die für sie persönlich mit allerlei Aufregungen und Enttäuschungen verbunden waren, befand sich die Patientin in einem anhaltenden energetischen Ausnahmezustand.

Die Verordnung lautete: zunächst fünf Tage lang 3 × täglich 6 Tropfen *Rescue*. Begleitend wurden homöopathische Beruhigungsmittel wie Avena sativa und Chamomilla gegeben, jedoch keine Psychopharmaka mehr.

Nach Ablauf der fünf Tage war die Patientin um mindestens 50% ruhiger, so daß wir mit der persönlich für sie aufgestellten Bach-Blütentherapie beginnen konnten, die sofort sehr positiv anschlug. Diese Behandlung dauert noch an.«

b) *Rescue als tageweise Überbrückungshilfe bei heftigen Erstreaktionen zu Beginn oder im Verlauf einer Bach-Blütentherapie*
(siehe auch Kapitel 3)

Tagebuchnotizen einer Patientin im ersten Behandlungszyklus:

»Nacht zum 18. 10.: Ich schlafe zum erstenmal ohne Schlaftablette. Vor dem Einschlafen habe ich ein Glas Wasser mit vier Tropfen *Rescue* getrunken. Wache ohne Angst auf. Der Vormittag ist ganz gut, ich wasche mir die Haare und fühle mich wohl. Dann kommen wieder Unruhe und panikartige Zustände. Ich nehme nochmals *Rescue*. Als die Schmerzen hinter dem Brustbein auftreten, reibe ich die Stelle mit *Rescue Creme* ein. Es hilft schnell.«

c) *Rescue als Sofortentspannung in der täglichen Arzt- oder Naturheilpraxis*

Eine Heilpraktikerin aus Hamburg schreibt:

»Die kleine Verena – 4 Jahre – kommt zu einer Blutentnahme aus dem kleinen Finger in meine Praxis. Es ist nicht das erste Mal, sie kennt diese Prozedur schon und war bisher auch immer ganz tapfer. Heute aber will sie absolut nicht. Es hilft kein gutes Zureden – sie schreit laut.

Da fallen mir die *Erste-Hilfe-Tropfen* ein. Verena erhält ein kleines Gläschen mit einigen Tropfen. Sie trinkt einen kleinen Schluck, dann holt sie tief Luft. Ich unterstütze diesen Vorgang, indem ich sage: ›Nun holen wir alle mal tief Luft.‹ Da fängt Verena an zu lachen und zu lachen, als wollte sie fragen: ›Wozu eigentlich dieses Theater?‹ Nun kann ich ihr den kleinen Stich in den Finger geben, das Blut fließt frei und die Prozedur ist bald beendet.«

Ähnliche Erfahrungen machen auch viele Zahnärzte. Einige von ihnen lassen Kindern und sensiblen Patienten schon beim Reinkommen von ihrer Helferin ein Gläschen Notfall-Tropfen verabreichen. Die Behandlung läuft dann sehr viel ruhiger ab für den Patienten und für den Zahnarzt.

Eine österreichische Masseurin berichtet, daß sie vor und nach jeder Fußzonenreflexmassage Rescue Creme anwendet. Unangenehme Punkte seien dann weniger schmerzhaft.

d) *Die Erste-Hilfe-Tropfen als Katalysator, wenn andere, anscheinend richtig verordnete Bach-Blüten nicht so wirken, wie man es erwartet*

Eine Schweizerin schreibt:

»Mein Vater, 85jährig, hatte zeitlebens depressive Züge, wußte sich aber immer selbst zu helfen (philosophische Sichtweise). Erst vor etwa zwei Jahren sagte er gelegentlich: ›Heute fühle ich mich depressiv.‹ Das von einer befreundeten Oberschwester offerierte Psychopharmakon wies er zurück. – Seit Februar 1982, d.h. seitdem ich das Buch Bach-Blütentherapie gelesen habe, gab ich ihm *Mustard*. Er spürte keine Besserung. Dann versuchte ich es mit *Notfalltropfen*, und diese wirken sehr gut. Er sagt, seine Stimmung werde innerhalb kurzer Zeit normalisiert, wenn er *Notfalltropfen* nehme.«

e) *Rescue – auch wenn der energetische Schock schon lange zurückliegt*

Ein norddeutscher Heilpraktiker schreibt:

»Zur Vorgeschichte: Die Patientin, eine 38jährige Arzthelferin, hatte im September 1981 plötzlich starke Schmerzen in den Leisten bekommen, ihr Gesicht war leichenblaß, akutes Abdomen. Sie kam mit Blaulicht ins Krankenhaus und wurde dort wegen einer Eierstockschwangerschaft operiert.

Seit diesem operativen Eingriff kam es jeweils kurz vor der Periode zu starker Unruhe mit Angstgefühlen. Außerdem war die Periodenblutung seitdem übermäßig stark. Im August 1983 kam die Patientin in meine Praxis. Da ihre Beschwerden erstmalig nach der Operation auftraten, habe ich vermutet, daß es sich um ein nicht überwundenes Schockgeschehen handeln müsse, und ich gab ihr *Rescue Tropfen.*

Schon nach der darauffolgenden Periode berichtete mir die Patientin, daß sie sich sehr wohl gefühlt habe und selbst die Familienmitglieder über ihr verändertes, ausgeglicheneres Verhalten vor und nach der Periode erstaunt waren. Die Blutung ist jetzt weniger stark. Eine schon geplante Entfernung der Gebärmutter wird von seiten der Patientin und des Frauenarztes nicht mehr in Erwägung gezogen.«

f) *Die Erste-Hilfe-Tropfen zum Abfangen von Krisensituationen beim Verlauf chronischer Krankheiten*

Eine Schweizerin berichtet:

»Meine älteste Schwester hatte nach der Pubertät, Schwangerschaft und Menopause sich wiederholende Ohnmachtsanfälle. Erst während der Menopause (vor ca. zwei Jahren) wurde die Ursache medizinisch genau geklärt:

Befund: angeborener Herzklappenfehler. Der Arzt schlug vor, eine schwierige Operation vorzunehmen. Des großen Risikos wegen konnte sich meine Schwester nicht dazu entschließen.

Als ich mit den Bach-Blütenessenzen bekannt wurde, schlug ich meiner Schwester vor, beim kleinsten Anzeichen von Benommenheit die *Notfalltropfen* einzunehmen. Sie befolgte diesen Rat mit dem Ergebnis, daß sie seit vierzehn Monaten frei von Ohnmachtsanfällen ist (außer einem Mal, als die *Notfalltropfen* nicht zur Hand waren). Meine Schwester ist darüber sehr glücklich. Ihre Lebensqualität hat sich durch diese Entlastung merklich verbessert.«

Ähnliche Erfahrungen machten verschiedene Altenpflegerinnen, zum Beispiel bei Unruhezuständen sklerotischer Heimbewohner.

g) Klassische Anwendungsgebiete von Rescue

○ Kindliche Erregungszustände

»Meine Tochter Marie ist 22 Monate alt. Sie hat ein Hemdchen mit einem bestimmten Etikett, das sie immer zum Einschlafen braucht. Und zwar nimmt sie einen Finger in den Mund, in die andere Hand das Hemdchen und streichelt sich mit diesem Etikett.

Dieses Hemdchen hatten wir eines Abends bei Freunden vergessen. Marie fing an zu weinen und war nicht zu beruhigen. Da dachte ich an die Blüten-Tropfen, die sie immer um diese Zeit einnimmt, und wollte ihr die abendliche Dosis geben. Neben der Flasche mit ihrer Mischung stand noch eine Flasche mit den *Erste-Hilfe-Tropfen*. In diesem Moment zeigte Marie auf die Flasche mit den *Erste-Hilfe-Tropfen* und sagte: ›Ich möchte aber diese Tröpfchen.‹ Ich dachte, das ist ja wirklich eine gute Idee, und habe ihr die *Erste-Hilfe-Tropfen* gegeben. Wenige Augenblicke später war Marie ganz ruhig und hat noch Bilderbücher mit mir angeguckt. Nach ungefähr 10–15 Minuten ist sie eingeschlafen, ruhig wie selten. Sie hat sogar den Finger aus dem Mund genommen.

P.S.: Die Notfalltröpfchen sollten in jedem Kindergarten vorrätig sein.«

○ Prellungen

»Bei einem Ballspiel mit meinen Kindern bekam ich einen Volley-Ball aus großer Höhe auf den Finger der rechten Hand. Das schmerzte natürlich sehr. Nach einer Stunde war der Finger dick und blau. Da fiel mir die *Rescue Creme* ein, und ich dachte an die Zellen, die ja einen argen Schock abbekommen hatten. Schnell gab ich von der Salbe darauf.

Ich war unwahrscheinlich verblüfft, am nächsten Tag keine Schwellung und keine Blutfärbung mehr zu haben. Nur noch eine leichte Spannung blieb. Ich strich den Finger noch einmal ein. Zwei Tage später spürte ich nichts mehr.«

○ Kleinere Verletzungen

»Beim Renovieren der Wohnung wollte ich einen Klebestreifen vom Boden abziehen, der sich unverhofft löste. Dabei stieß ich mit dem Daumennagel mit voller Wucht gegen die

Wand. Augenblicklich bildete sich ein Bluterguß unter dem Nagel, und die Daumenspitze war in höchstem Grade schmerzhaft. Ich trug sofort *Rescue Creme* auf. Der Schmerz ließ gleich nach. Nach einer halben Stunde wiederholte ich die Behandlung. Kurze Zeit später konnte ich bereits wieder einen Gegenstand halten. Am nächsten Tag tat auch die Berührung des Nagels kaum noch weh.«

○ *Quetschungen*

»Einen sehr guten, ja verblüffenden Erfolg hatte ich mit der *Notfallsalbe* nach einer Quetschung meines Fingers in der Autotür. Die Schmerzen hörten nach fünf Minuten fast völlig auf, und der Bluterguß war am nächsten Tag fast ganz verschwunden.«

○ *Insektenstiche*

»Im Spätherbst des vergangenen Jahres fand ich auf meinem Büroschreibtisch eine Wespe. Weil ich aus Prinzip keine Tiere töte, warf ich sie aus dem offenen Fenster. Zwei Stunden später, es war Feierabend, zog ich meinen Blazer über und spürte dabei einen heftigen Stich direkt auf dem rechten Puls in der unmittelbaren Nähe einer Ader. Es war die Wespe, der ich das Leben gerettet hatte, die nun wohl in den Ärmel meines Blazers zurückgekehrt war. Nur mit Mühe gelang es mir, sie abzuschütteln. Den Stachel mußte ich extra entfernen. Leider konnte ich erst ca. 15 Minuten später, zu Hause, die *Notfallsalbe* auf die Stichstelle auftragen. Es schmerzte dann noch etwa eine Stunde lang, kam aber zu keiner Schwellung. Am nächsten Tag konnte man die Einstichstelle mit der Lupe suchen.«

○ *Verbrennungen*

Ein Heilpraktiker schreibt:
»Ich weiß nicht, ob es Zufall oder Fügung war, daß ich kurz vor dem anschließend geschilderten Ereignis in Ihrem Buch ›Bach-Blütentherapie‹ über eine Verbrennung gelesen hatte.

Etwa drei Wochen vor Weihnachten hatte sich ein zwölfjähriger Junge Verbrennungen dritten Grades im Oberkörperbereich zugezogen. Nach einer Notverarztung im Krankenhaus und einigen Behandlungen dort sah man die einzige Rettung in einer Hautverpflanzung noch kurz vor Weihnachten. Bei der Konsultierung der Eltern, die verständlicherweise diese Tortur umgehen wollten, war ich momentan noch etwas skeptisch über das im Buch Gelesene. Deshalb kam ich mit den Eltern dahingehend überein, die Krankenhaustherapie in jedem Fall weiterlaufen zu lassen. Es hätten ja Komplikationen auftreten können, und diese Verantwortung konnte ich nicht auf mich nehmen, da ich über die Wirkung der *Rescue Creme* noch zu wenig wußte, um diesen Fall ausschließlich damit zu behandeln.

Zufällig fand nun nach weiteren acht Tagen eine Verschiebung des Operationstermines statt. Während dieser Zeit kam es erstaunlich schnell zu einer Granulation bzw. Neubildung von Gewebe, und zwar vom Rande ausgehend zur Mitte hin. Weihnachten war von einer Hautverpflanzung überhaupt nicht mehr die Rede. Ende Januar war dann die Wunde völlig geschlossen. Leider haben wir den Fall nicht bildlich festgehalten, denn weder die Eltern noch ich selbst hätten die rasche Heilung für möglich gehalten.«

○ *Lampenfieber*

Ein Berufsberater schreibt:
»Die *Erste-Hilfe-Tropfen*, die ich in für mich aufregenden und schwierigen Situationen eingenommen habe (Radiosendungen, Vorträge, Podiumsgespräche usw.) wirken ›Wunder‹, denn seither gelingt es mir, in solchen Momenten gelassen zu bleiben und in Ruhe meinen Standpunkt zu vertreten.«

○ *Reisekrankheit*

Bericht einer Schweizer Buchhalterin:
»Seit zwei Jahren leide ich an Flugbeschwerden wie Übelkeit und Herzbeklemmungen, vor allem beim Starten und Landen.

Nun nahm ich bei meiner letzten Flugreise vor jedem Abflug (zwei Zwischenlandungen) bereits im Warteraum *Rescue* und dann im Flugzeug vor dem Start noch *Scleranthus*. Vor dem Landen jeweils beide Blüten zusammen. Ich hatte keinerlei Beschwerden.

Beim Rückflug vom Kaspischen Meer über Moskau in die Bundesrepublik war wegen Landungssperre der Weiterflug ungewiß. Im Gegensatz zu den meisten Fluggästen und meinem eigenen früheren Verhalten war ich nicht im geringsten nervös oder aufgebracht.«

Oder:

»Auf einem Flug von Zürich über Bombay nach Delhi wurde ich von einer entsetzlichen Übelkeit heimgesucht. Diverse Medikamente, wie z.B. Coramin, brachten keine Besserung. In Bombay gelandet, stand ich vor dem Entscheid, einstweilen den Weiterflug nach Delhi abzusagen und in einem Hotel den weiteren Verlauf meiner Unpäßlichkeit abzuwarten. Ich griff zu den *Notfalltropfen.* Innerhalb einer knappen halben Stunde war ich wieder völlig hergestellt.«

h) *Individuelle Erste-Hilfe-Mischungen für besondere Gelegenheiten*

In der Praxis hat sich oft gezeigt, daß Menschen immer wieder unter den gleichen Umständen in »ihre seelische Notfallsituation« geraten. Hier spielt neben dem gleichen äußeren Auslöser dann ein sehr typischer Charakterzug entscheidend mit. In solchen Fällen kann es zweckmäßig sein, für diese Situation eine individuelle Erste-Hilfe-Mischung herzurichten, in der dem Rescue die für diese Person oder Situation passende Bach-Blüte hinzugefügt wird.

Beispiele:

O *Eine geschiedene Stewardeß arbeitet bei der gleichen Fluggesellschaft wie ihr Ex-Mann, der eine starke Persönlichkeit ist. Eigentlich hat sie sich seelisch von ihm frei gemacht, aber wenn sie weiß, daß sie beruflich mit ihm zusammenkommen muß, verfällt sie wieder in die gleichen Panikzustände wie am Ende ihrer Ehe.*

Individuelle Notfallmischung:
Rescue plus Honeysuckle (Ablösung von der Vergangenheit) plus Walnut (Abschirmung gegen Beeinflussung).

O *Eine temperamentvolle Röntgenassistentin im Pensionsalter lebt in einem chronischen Fehdezustand mit ihrer Hauswirtin. Wenn sie sich mit ihr auseinandersetzen muß, kommt es leicht zum Streit.*

Persönliche Erste-Hilfe-Mischung:
Rescue plus Holly (Neigung zu starken Gefühlsäußerungen) plus Willow (sie fühlt sich der Hauswirtin ausgeliefert).

○ Der Geschäftsführer eines Verlages wacht oft nachts gegen drei Uhr auf, weil ihn panische Angstgedanken vor den schwierigen Situationen des nächsten Tages befallen.

Persönliche Erste-Hilfe-Mischung:
Rescue plus White Chestnut.

Von solchen Mischungen können im akuten Zustand auch mehr als vier Tropfen eingenommen werden. Ebenso kann die Einnahme, wie immer bei Rescue, im Bedarfsfall nach etwa 15 Minuten wiederholt werden.

Einige Anwendungsbeispiele der Erste-Hilfe-Tropfen bei Tieren und Pflanzen wurden im vorigen Kapitel beschrieben.

VI.

Die Bach-Blüten in der Arzt-
und Naturheilpraxis

Es ist erfreulich, daß trotz der Fülle der heute veröffentlichten neuen Therapieformen aus aller Welt die Blütentherapie von Ärzten und Heilpraktikern, aber auch Zahnärzten und Apothekern, besonders jüngerer Jahrgänge, überraschend schnell aufgenommen wurde und schon regelmäßig eingesetzt wird. Viele erkennen die Einmaligkeit des therapeutischen Konzeptes der Charakterbehandlung von Dr. Edward Bach sofort als etwas, wonach sie schon lange gesucht haben. Gedanken wie die folgenden werden sehr häufig geäußert:

»Diese Therapie entspricht im Grunde meiner Einstellung vom Recht eines jeden Menschen auf seine Krankheit und dem Unrecht eines Behandlers, im Sinne der herkömmlichen Medizin in unnötiger Härte in menschliche Entwicklungsprozesse einzugreifen, ja, sie sogar auf weite Sicht zu verzögern und dem Kranken dadurch noch mehr Leid zuzumuten. Die Bach-Blütentherapie entspricht meiner Auffassung vom Therapeuten als Wegbegleiter, als Vermittler zwischen der körperlichen Krankheit und der Seele. Ich möchte Ihnen danken, daß Sie sich dieser Therapie angenommen haben und sie im deutschsprachigen Raum verbreiten, denn ohne Sie hätte es vielleicht noch Jahrzehnte gedauert, bis die Blüten hierzulande bekannt geworden wären.«

Eine veränderte Auffassung der Rolle des Behandlers als Berater oder »Mitreisender im gleichen Schicksalszug« wird in vielen Briefen immer wieder deutlich. Die meisten Menschen, die ihre Beobachtungen mitgeteilt haben, lernten – wie empfohlen – die Wirkung der Blüten zuerst in einem längeren Einnahme- und Selbsterfahrungsprozeß an sich kennen. So schreibt ein Schweizer Heilpraktiker:

»Folgende Frage müßte sich doch jeder, der mit der Blütentherapie beginnt, erst einmal stellen: Wieso möchte *ich* prinzipiell wieder gesund oder gesünder werden? Damit ich dann weiterhin genauso rücksichtslos, zornig oder eifersüchtig bin? Oder damit mich mein Leidenszustand lehrt, auf dem Gesundungswege ein besserer Mensch zu werden, zu mir selbst und meinem nächsten? Sonst ist eine Besserung doch gar nicht gerechtfertigt, bzw. man verdient es nicht, gesund zu werden!«

Ein anderer Kollege schrieb:

»Ich glaube, es ist auch sehr wichtig, mit was für einer inneren Einstellung, mit welcher ›eigenen Energiefrequenz‹, die Bach-Blütenkombinationen zusammengestellt werden. Letztlich hängt es natürlich immer vom Willen des Patienten ab, ob eine Behandlung erfolgreich ist oder nicht. Ich empfehle meinen Patienten deshalb immer, etwas zur Unterstützung zu tun. Denn dadurch helfen sie, wenn auch nur symbolisch, den Heilungsprozeß zu unterstützen.«

Natürlich ist es unter den vielfältigen Anforderungen der täglichen Praxis nicht jedem möglich, sich so in die Bach-Blütentherapie zu vertiefen, wie es wünschenswert wäre. Gerade in dieser Situation soll der im Anhang abgedruckte Fragebogen eine Hilfestellung bieten. Man kann ihn dem Patienten mit nach Hause geben oder direkt im Wartezimmer ausfüllen lassen und wird bei gewissenhafter Bearbeitung in jedem Falle zu einer mindestens 90%ig treffenden Mittelwahl kommen. Diese ist auf jeden Fall zuverlässiger und im Sinne des »heal thyself« für den Patienten sinnvoller als beispielsweise umfangreiche Tests und Messungen, bei denen der Patient in seiner »klassischen Passiv-Rolle« verharren muß.

Auch wer bei den ersten Gehversuchen mit der Bach-Blütentherapie noch keine durchschlagenden Erfolge zu verzeichnen hat, sollte sich nicht entmutigen lassen. Ein Grund dafür mag sein, daß die für den Einstieg notwendige Blüte noch nicht richtig erkannt wurde.

Ein süddeutscher Arzt schrieb:

»Ich habe den Eindruck, gerade auch aus meiner persönlichen Erfahrung, daß es oft eine ganz bestimmte Blüte ist, die den Fall in Bewegung bringt. Ohne diese eine richten die anderen nur wenig aus, auch wenn sie richtig gewählt wurden.«

An dieser Stelle sei auch noch einmal betont, daß sich die Bach-Blütentherapie mit allen anderen Therapieformen, auch mit der Hochpotenz-Behandlung der klassischen Homöopathie kombinieren läßt. Es ist aus beobachtungstechnischen Gründen allerdings nicht ratsam, Hochpotenzhomöopathie und Bach-Blütentherapie direkt parallel laufen zu lassen.

Sehr gute Erfahrungen liegen vor in der Kombination von Bach-Blüten mit niedrigen und mittleren homöopathischen Potenzen, mit Schüssler-Salzen, Schlangen-Enzymen oder anthroposophischen Heilmitteln.

Klassische Homöopathen sind am Anfang ihrer Beschäftigung mit der Bach-Blütentherapie häufig noch von der Vorstellung geprägt, es gälte auch bei dieser Therapie nur eine einzige, die optimale Blütenessenz herauszufinden. Dieses jedoch entspricht nicht dem Denkansatz der Bach-Blütentherapie, für die die aktuelle Situation immer eine einmalige Konstellation von verschiedenen energetischen Einflüssen oder Seelenzuständen darstellt.

Die Mehrzahl der Ärzte oder Heilpraktiker, die die Bach-Blüten in ihrer Praxis einsetzen, kombinieren sie mit anderen Therapieformen. Und auch in diesem Zusammenspiel erwiesen sich die Blüten als segensreich.

Vier typische Zitate:

O »Als Ergänzung zur klassischen Homöopathie verwende ich die Essenzen sehr gern und mit viel Erfolg. Auch bringt die Suche nach dem geeigneten Bach-Blütenmittel oft weitere Einzelheiten für die Ermittlung des homöopathischen Einzelmittels.«

O »Meine Erfahrungen mit Bach-Mitteln sind hervorragend, und ich bin der Meinung, daß vor jeder anderen Therapie ein Bach-Mittel gegeben werden sollte. Denn wenn das geistige und psychische Fehlverhalten in Bewegung gebracht wird, erübrigen sich mindestens 50 Prozent der anderen Medikamente. Des weiteren habe ich beobachtet, daß andere Medikamente wesentlich schneller helfen, wenn eine Bach-Blüte dazugegeben wurde.«

O »Ich habe beobachtet, daß über die Öffnung des Heilweges durch die Bach-Blüten von allen anderen Arzneien kürzer eingenommen werden muß.«

O »Was ich glaube, immer wieder festgestellt zu haben, ist die Tendenz, daß sich bei Anwendung der Bach-Blüten der Zustand des Patienten rascher harmonisiert und somit die weiteren verordneten oder angewandten Mittel und Methoden besser zur Wirkung kommen können.«

Die folgenden Fallschilderungen akuter und chronischer Zustände wurden von Ärzten und Heilpraktikern dokumentiert, welche die Bach-Blütentherapie je nach Fall entweder ausschließlich oder in Kombination mit anderen Therapien einsetzten:

1. Bach-Blüten zur natürlichen Einleitung einer Geburt

»Die Patientin Elke K., eine 24jährige Grafikerin, nahm bereits während ihrer gesamten problemlos verlaufenden Schwangerschaft die Bach-Blüten ein. Ihre Motivation dafür war der Wunsch nach Entfaltung ihres eigenen Charakters und die Unterstützung der pränatalen Entwicklung des werdenden Kindes. Zur Entbindung hatte sie sich ein Krankenhaus ›für natürliche Geburt‹ ausgesucht.

Unerwarteterweise kam es gegen Ende des achten Monats nachts zu einem vorzeitigen Blasensprung. Als das Fruchtwasser austrat, begab sich die Patientin morgens in das Krankenhaus. Da sie auch gegen Spätnachmittag des gleichen Tages keinerlei Wehen spürte, beschloß man im Krankenhaus, die Geburt spätestens am nächsten Morgen künstlich einzuleiten, falls das Kind nicht vorher von selbst käme. Da dieses der Vorstellung von Elke vollkommen widersprach – schließlich hatte sie sich ja gerade dieses Krankenhaus ausgesucht, um, wenn möglich, eine ›natürliche‹ Geburt zu erleben – rief sie an, um zu fragen, ob in dieser Situation die Bach-Blüten auch helfen könnten. Ich stellte folgende Überlegung an:

Da die Mutter schon während der gesamten Schwangerschaft mit Bach-Blüten therapiert worden war, sich außerdem entspannt und in guter seelischer Verfassung befand, brauchte man sich bei der Wahl weniger auf die Mutter, sondern vielmehr auf das Kind zu konzentrieren, das sich offensichtlich noch nicht zu seinem Eintritt in sein Dasein durchringen konnte.

Was konnte jetzt gefühlsmäßig in dem Kind ablaufen? Angst vor der Welt *(Mimulus)* – Schwanken zwischen zwei Möglichkeiten *(Scleranthus)* – Unentschiedenheit der Ambitionen *(Wild Oat)* und fehlende Energie, den entscheidenden letzten Schritt zu tun *(Walnut)*.

Eine Mischung dieser vier Blütenessenzen wurde verordnet mit der Maßgabe, davon im Abstand von einer Stunde 3×5 Tropfen einzunehmen. Um 21 Uhr, unmittelbar nachdem die dritte Dosis eingenommen worden war, setzten leichte Wehen ein. 3 Stunden später, um 24 Uhr, starke Wehentätigkeit. 50 Minuten später fand die Geburt des Sohnes statt. Er ist ein äußerst vitales Kind – ein Phänomen, das ich bisher bei allen ›Blüten-Babys‹ beobachten konnte.«

2. Angst vor der Einschulung

»Ein 6jähriger Bub hatte vor seiner Einschulung Angst. Diese Angst steigerte sich, je näher der Tag heranrückte. Seine Mutter ging zunächst mit dem Kind zum Kinderarzt, der ein Beruhigungsmittel verordnete. Wie sie mir berichtete, änderte sich durch die Einnahme sein ängstlicher, weinerlicher Zustand jedoch nicht. Vor allem abends beim Einschlafen äußerten sich die Ängste des Kindes in Form von Weinen, Mutlosigkeit und den Worten: ›Ich gehe nicht in die Schule.‹ Ich wählte die Blüten:

Mimulus – Angst vor Dingen, die man kennt,
Aspen – vage Ängste und
Elm – das Gefühl, seiner Aufgabe nicht gewachsen zu sein.

Mit der Einnahme wurde eine Woche vor dem ersten Schultag begonnen.

Bereits zwei Tage später war eine Veränderung zu bemerken. Der Bub war entspannter, gelassener und zeigte zusehends Interesse an der Schule. Am ersten Schultag ging er ›voll Freude‹ – wie die Mutter erzählte – zur Schule, und dabei blieb es dann.

Nach Verbrauch des ersten Fläschchens überprüfte ich die Kombination, ließ *Elm* weg und gab statt dessen *Clematis* hinzu, damit der Bub dem Unterricht noch besser folgen könnte. Eine spätere Rückfrage bei den Eltern ergab, daß sich das Kind in die Schule eingelebt hatte und kein Anlaß mehr zur Beunruhigung bestand.«

3. Eine Schülerin überwindet ihre Labilität und Abhängigkeit von leichten Drogen

»Die 18jährige Schülerin wuchs zusammen mit ihrer jüngeren Schwester und ihrer noch recht jungen Mutter unter einigen Entbehrungen in einer engen Großstadtwohnung auf. Der Vater hatte die Mutter verlassen, als die Patientin noch klein war. Heute hat sie oft Haßgefühle auf ihre Mutter, ist inaktiv, gammelt herum. Sie ist abhängig von ›leichten Drogen‹ (Haschisch). Ihre Mutter erzählt: ›Sie hat ein fast krankhaftes Reinigungsbedürfnis, aber sie faßt kein fremdes Handtuch an...‹ Am 7.2.83 verordne ich ihr folgende Bach-Blütenkombination:

Star of Bethlehem – zur Überwindung des Schocks der Trennung vom Vater bzw. der früh miterlebten heftigen Auseinandersetzungen zwischen ihm und ihrer Mutter.

Holly – wegen der Haßgefühle ihrer Mutter und der Gesellschaft gegenüber.

Hornbeam – wegen der inneren ›Schlaffheit‹ und wegen der Vorstellung, sich nur durch Rauchen ›stimulieren zu können‹.

Crab Apple – wegen ihres zwanghaften Reinigungsdranges.

Am 1.3.83 geht es ihr insgesamt etwas besser.

Am 11.4.83 ist sie aktiver geworden, treibt jetzt Sport. Ihre Mutter meint: ›Sie scheint kein Haschisch mehr zu nehmen und meidet jetzt den Umgang mit sogenannten ,No Future-Typen'.‹

Am 31.5.83 gebe ich ihr zur Stabilisierung des positiven Zustandes noch einmal die gleiche Kombination.

Ende Juni 83 rief mich ihre Mutter an:

›Ich bin sehr zufrieden mit meiner Tochter. Sie hat viel mehr Freude am Leben bekommen!‹«

4. Neurovegetative Störungen im Vorfeld eines Scheidungsverfahrens

»Eine 51jährige selbständige Masseurin kam im Mai 1983 in meine Praxis wegen nervöser Herzbeschwerden, Kopfweh in

Verbindung mit der Regel, Venenbeschwerden und Unregel-mäßigkeiten des Stuhlganges.

Zur Vorgeschichte: Die Patientin hat sehr spät geheiratet und ihren ersten Sohn mit 41 Jahren bekommen. Die aktuelle problematische Situation war durch ein starkes Nachlassen ihrer Kräfte in Folge früherer Leber-, Galle- und Nierener-krankungen hervorgerufen worden. Da die ursprünglich sehr vitale Patientin sich aufgrund ihres Zustandes nicht mehr so wie zu Beginn der Ehe um ihren Mann kümmern konnte – er, der Typ des ›bedürftigen Kleinkindes‹ –, sah sich dieser nach anderen Frauen um und reichte vor etwa drei Jahren die Scheidung ein. Zusätzlich zu ihrer schlechten körperlichen Verfassung hatte die Patientin dies nur mangelhaft ver-kraftet.

Im Vorfeld der Bach-Blütentherapie bekam die Patientin: Phönix Corallium 1/02 B – als Mittel für ihre Menstruations-beschwerden, Stannum Metallicum D6 – zur Unterstützung der Leber, da diese sich an den Reflexzonen empfindlich zeigte, Crataegus Bioforce – für die nervösen Herzbe-schwerden.

Während des gesamten Behandlungsablaufes wurden au-ßerdem Gesprächstherapie und Fußzonenreflexmassage ein-gesetzt.

Die Bach-Blüten wurden von der Patientin im Gespräch selbst ausgewählt:
Vine war hier nicht charaktertypisch, wurde aber als Stüt-ze gebraucht, weil die Patientin den festen Willen hatte, die derzeitigen psychischen und finanziellen Belastungen durchzustehen. Dabei versuchte sie oft, ihre mangelnden Kräfte gegenüber der Außenwelt durch Härte zu über-spielen.

Star of Bethlehem – Schocks durch die Scheidungsabsich-ten und die früheren Eskapaden ihres Mannes versuchte die Patientin zunächst häufig durch Lachen zu überspielen, das ihr aber in letzter Zeit ›im Halse stecken geblieben war‹.
Star of Bethlehem wirkte nach ca. einem Monat positiv sowohl auf ihre nervösen Herzbeschwerden wie auch auf ihre Menstruation, so daß ich Phönix Corallium und Bio-force als Dauermittel absetzen konnte und diese nur noch sporadisch eingenommen werden brauchten.

Cherry Plum – Die Patientin war als Kind Bettnässerin und hat in der Scheidungssituation Angst, innerlich loszulassen. Dabei leidet sie häufig unter verschiedenen Krampfzuständen, die sich im Laufe der Behandlung stark besserten.

Willow – Die Patientin gab während ihrer Ehe alle Dinge auf, die ihr vorher Freude bereitet hatten. Auch dieses Mittel wirkte sich positiv auf ihre Menstruationsstörungen aus.

Gentian – Die Patientin war skeptisch, leicht entmutigt und enttäuscht.

Crab Apple – Die Patientin ekelte sich vor Pickeln und Schweiß. Sie konnte nicht stillen. Der Solar Plexus war häufig verkrampft.

Nach etwa vierwöchiger Behandlungsdauer bekam die Patientin kurzfristig Krämpfe im Gallenbereich, die sie aber selbst durch Reflexzonenmassage innerhalb von zwei Stunden zum Abklingen brachte.

Die Patientin betonte während ihrer letzten Besuche wiederholt, daß sie sich noch nie so wohl gefühlt habe wie in den letzten Wochen, ja, daß sie gar nicht mehr gewußt hätte, daß man sich so leicht fühlen könne. Außerdem hat sie das Singen in einem Kirchenchor wiederaufgenommen.

Im November 1983 hatte die Patientin nur noch selten nervöse Herzbeschwerden und keine Menstruationsbeschwerden mehr. Mit ihrem Sohn, der ihr nach der Trennung starke Schwierigkeiten gemacht hatte, kommt die Patientin jetzt wieder zurecht. Der Scheidung sieht sie gelassen entgegen.«

5. Drogenentzugstherapie mit Unterstützung durch Bach-Blüten

»Patient, männlich, Ende 30, hat acht Jahre Drogenkonsum hinter sich, davon ca. 5 Jahre Haschisch, später mit Heroin. Dann Umstieg für weitere drei Jahre auf Tabletten: Codein, Valium etc.

Vorgeschichte: Adoptivkind, Eltern unbekannt, in der Kindheit den Gewalttätigkeiten des Adoptivvaters ausgesetzt; er wird Schiffszimmermann, fährt zur See, wird durch mehrere Unfälle arbeitslos, schult um und lernt Bürokaufmann, was ihm aber nicht gefällt. Er ›steigt aus‹, lebt mehrere Jahre in einer Rockerclique und beginnt Drogen zu nehmen. Eine Entziehungskur wurde versucht, aber wieder abgebrochen, da massive Entzugserscheinungen auftraten.

Vorphase: Ehe die eigentliche Entzugstherapie begann, wurde der Patient etwa neun Monate lang mit Bach-Blüten vorbehandelt, um ihn psychisch so weit zu motivieren und zu stabilisieren, daß er in die Lage versetzt würde, die Entzugstherapie mit allen eventuell auftretenden Nebenerscheinungen durchzustehen. Leider wurden die genauen Verordnungen während dieser Vorphase nicht dokumentiert.

Es waren Mischungen von ›Angstblüten‹, z.B. *Aspen, Cherry Plum* und *Rock-Rose,* weil der Patient ständig Angst hatte, nicht genügend Tabletten zu bekommen.

Da ihn diese Gedanken verfolgten: *White Chestnut.*

Für seinen geschwächten seelischen Allgemeinzustand gab ich Blüten wie *Wild Rose, Gorse, Sweet Chestnut, Star of Bethlehem.* Schließlich noch *Larch,* weil er befürchtete, der Entzugstherapie nicht gewachsen zu sein.

Hauptphase: Die eigentliche Entzugstherapie begann am 10.1.1984: Keine Tabletten mehr, kein Alkohol. Für die körperliche Seite wurden hohe Vitamin B-Komplex-Dosen, Hypericum D2 und Quarz D6, Nux vomica C200, Avena sativa Urtinktur, Carduus marianus Urtinktur und *Bach Notfall-Tropfen* eingesetzt. Dazu tägliche Baunscheidtierung des Rückens.

Die Bach-Blütenkombination:

Agrimony – als Katalysator zur Konfrontationsfähigkeit mit der unangenehmen, ernüchternden Schattenseite der eigenen Person wie der des Lebens.

Clematis – zur Befreiung aus der Scheinwelt, aus dem Rauschdämmerzustand, um wieder festen Boden zu gewinnen.

Gentian – da der Patient der Blütentherapie immer noch etwas zweifelnd gegenüberstand.

Crab Apple – für das Gefühl der seelischen und körperlichen Verunreinigung, auch zur Ausscheidung angehäufter seelischer und körperlicher Gifte.

Olive – da der Patient mit seinen seelischen und körperlichen Kräften nach wie vor am Ende war, zumal er jetzt keine betäubenden Impulse mehr bekam und ernüchtert seinen schmerzvollen Zustand erkennen mußte.

Walnut (in Verbindung mit Gentian) – als Katalysator für den möglichen Durchbruch zu einem Leben ohne Drogen, für eine radikale Neuorientierung.

Verlauf: Zu Beginn stellten sich starke körperliche wie auch seelische Schmerzen ein. Aber durch die Blütentherapie und den dadurch aktivierten guten Willen des Patienten konnte dieser sich für intensive Meditationssitzungen öffnen, in denen er eine psychische Aufarbeitung seiner Vergangenheit in Angriff nahm.

Am 17.1.1984 bestanden keine Entzugserscheinungen mehr. Ich stellte folgende neue Blütenkombination zusammen: *Honeysuckle, Pine, Star of Bethlehem, White Chestnut, Cherry Plum* und *Agrimony.*
Neue Entwicklungsschritte waren zügig in Gang gekommen. Der Patient befaßte sich nun intensiv mit seiner Vergangenheit *(Honeysuckle)* und konnte es kaum fassen, daß er acht Jahre seines Lebens mit Drogen zugebracht hatte.
Daraus resultierten auch starke Selbstvorwürfe *(Pine)*. Viele Schockerlebnisse der Vergangenheit, auch der frühesten Kindheit, wurden nun bewußt *(Star of Bethlehem)*. Eine extreme Schlaflosigkeit zeigte nur zu deutlich, daß er unaufhörlich mit Gedanken und Bildern überschwemmt wurde *(White Chestnut)*. Diese plötzliche Überhäufung mit Bildern mußte verkraftet werden, um nicht neue Angst und Aggressionen entstehen zu lassen *(Cherry Plum)*.
Die Konfrontation mit sich selbst und den Gesetzen des Alltags muß unterstützt werden, eventuellen Tendenzen zu erneutem seelischen Fluchtverhalten muß vorgebeugt werden *(Agrimony)*.

Der Patient ist zur Zeit wohlauf, sieht verjüngt aus und schmiedet Zukunftspläne. Die Therapie wird fortgesetzt.«

6. Kontaktstörungen mit asthmatischen Beschwerden und Hautausschlägen

Diese Fallschilderung stammt aus einer kombinierten Arzt- und Psychologen-Praxis.

»Armgard, 36 Jahre alt, kam zu uns, weil sie schwere Kontaktprobleme hatte. Außerdem klagte die eher männlich wirkende Frau über juckende Hautausschläge, die, sobald sie einigermaßen erfolgreich behandelt wurden, asthmatischen Beschwerden Platz machten.

Zur Vorgeschichte: Armgard ist unverheiratet und lebt heute noch in dem gleichen Kinderheim, in dem sie, achtjährig, nach ihrer Flucht aus der DDR zusammen mit ihrer Großmutter untergekommen war. Sie wurde dort als junges Mädchen in der Küche angelernt. Jetzt arbeitet sie dort als Köchin, hat aber keine abgeschlossene Berufsausbildung. Armgard beansprucht immer mindestens vier bis fünf Ärzte gleichzeitig: Internisten, Hautärzte, Frauenärzte usw. Ein Heilpraktiker kümmert sich um ihre Bandscheibenprobleme, der Gynäkologe um ihre Unterleibsbeschwerden und Kopfschmerzen.

Wir nahmen sie in eine unserer gesprächstherapeutischen Gruppen auf, damit sie lernt, ihre Kontaktschwierigkeiten und Ängste, die Folgen eines früh ausgeprägten Hospitalismus, selbst in den Griff zu bekommen. Gleichzeitig behandelten wir sie mit den Mitteln der Bach-Blütentherapie.

Ihr Hauptproblem am Arbeitsplatz bestand darin, daß sie sehr unwirsch zu Kindern und Mitarbeitern war, so daß niemand Armgard wirklich mochte. Sie fuhr leicht aus der Haut und hatte damit verständlicherweise viele Schwierigkeiten. Anderseits singt sie im Kirchenchor, spielt Querflöte, besucht Töpferkurse, ohne jedoch zu all den Menschen, die sie dabei kennenlernt, Kontakt zu finden. Schlafstörungen bekämpfte sie mit Bier und Korn.

Verlauf: In der Gesprächsgruppe dauerte es sicherlich ein Jahr, bevor Armgard zum ersten Mal richtig aus sich herausging, klar Stellung bezog oder gar einen anderen Klienten im Gespräch angriff. Im Verlauf der fast zweijährigen Blütentherapie bekam sie vier verschiedene Mischungen. Die Auswahl erfolgte aufgrund von Gesprächen und spontaner Selbstwahl der Patientin.

In der ersten Phase verordneten wir wegen ihres schlechten seelischen Gesamtbefindens zunächst *Cherry Plum, Sweet Chestnut* und *Impatiens*. Da sie dieses nach außen hin zu überspielen versuchte, zusätzlich *Agrimony*. Für die körperliche und seelische Erschöpfung, die sie durch Übereinsatz von Willenskraft in den Griff bekommen wollte, gaben wir noch zusätzlich *Olive* und *Vervain*.

Die zweite Phase zeigte bereits gewisse Fortschritte in der Verarbeitung ihrer seelischen Probleme. *Olive* und *Agrimony* wurden beibehalten. Für die jetzt auftretenden, bewußt erlebten Ängste und Minderwertigkeitsgefühle, die sie gedanklich stark verfolgten, gaben wir nun außerdem *Mimulus*. *Larch* und *White Chestnut* plus *Wild Oat*, weil Armgard begann, sich über ihre Tätigkeit und Lebensaufgabe Gedanken zu machen. Dieser innere Prozeß wurde laufend intensiver.

Daher in der dritten Phase: *Honeysuckle* (zur Auseinandersetzung mit der eigenen Vergangenheit), *Sweet Chestnut* (man steht unmittelbar vor einer Umorientierung), *Walnut* (man möchte einen Wechsel vornehmen). *Aspen* und *Crab Apple* (gegen hindernde Einflüsse, die ausgeschieden werden wollten). Die beiden letztgenannten Blüten sind vermutlich auch in Zusammenhang mit ihren asthmatischen Beschwerden und Hautproblemen zu bringen. Die dritte Kombination brachte innerlich wohl den entscheidenden Durchbruch, der nun in der vierten Phase stabilisiert werden sollte.

Vierte Phase: Weiterhin *Honeysuckle*, *Walnut* und *Crab Apple*. Dazu jetzt *Chestnut Bud*, (um nicht immer wieder in die gleichen hindernden Verhaltensweisen zu verfallen) sowie *Red Chestnut* (zur endgültigen Ablösung von der Großmutter als ihrer stärksten Bezugsperson).

Status quo nach 2 Jahren: Armgards Hautprobleme tauchen nicht mehr auf. Die Kopfschmerzen sind verschwunden. Sie ist im Arbeitsbereich friedlich und wird von anderen Menschen akzeptiert. Sie treibt jetzt auch Gymnastik, kleidet sich sorgfältiger und behauptet von sich, auch in ihrem persönlichen Bereich viel ordentlicher geworden zu sein. Als einziges machen sich noch die Atembeschwerden, wenn auch sehr selten, bemerkbar. Ihre häufigen Besuche beim Frauenarzt hat sie auch aufgegeben.

Das behandelnde Arztehepaar schreibt:
»Wir können zwar (noch) nicht beurteilen, welche Blüten welche Ergebnisse gebracht haben – aber es geht Armgard sehr viel besser als jemals in ihrem Leben zuvor.«

7. Rückenbeschwerden mit chronischem Angst- und Erschöpfungsgefühl

»Ein selbständiger Metzgermeister, 43 Jahre alt, kam am 4.10.83 wegen Rückenbeschwerden, verbunden mit starken Angstgefühlen, in meine Praxis.

Zur Vorgeschichte: Als der Patient zwei Jahre alt war, erschoß sein Vater die Mutter und dann sich selbst. Als Kind wuchs er bei verschiedenen Pflegeeltern, teils bei Verwandten, teils bei fremden Leuten auf. Der Patient empfing nie Liebe und mußte schon als Kind in der Metzgerei und Gastwirtschaft schwer arbeiten.

Jetzige Symptome und verordnete Bach-Blüten:
Unerklärliche Angst vor drohendem Unheil. Manchmal beim Autofahren Zusammenschnürungsgefühl im Hals *(Aspen)*. Bei der Arbeit oft ungeduldig gegenüber den Gesellen und Lehrlingen, leicht gereizt *(Impatiens)*.
Sein 14- bis 16stündiger Arbeitstag erschöpfte ihn, er arbeitete aber trotzdem weiter *(Oak)*. Er kann den gewaltsamen Tod seiner Eltern auch heute noch nicht überwinden *(Star of Bethlehem)*.

Nach ca. sechs Wochen objektiv eine sichtbare Ausgeglichenheit, subjektiv ein besseres Befinden. Dieser Zustand blieb auch nach Absetzen der Tropfen bis heute (Februar 1984) stabil. Zur Behebung seiner Rückenbeschwerden wurde zusätzlich die Neural-Therapie eingesetzt.«

8. Schlafstörungen mit nächtlichem Bewegungsdrang

»Der Patient Dieter K., 55 Jahre alt, Verkaufsleiter in einem Konzern, ist seit längerem zuckerkrank, aber gut ›eingestellt‹. Angeblich hat er keine Beschwerden, klagt aber jetzt seit ca. 2 Jahren über Depressionen mit merkwürdigen Schlaferlebnissen. Er schläft schnell ein, wacht aber nach einer knappen Stunde wieder auf und hat dann starke Angstzustände. Diese treiben ihn jedesmal aus dem Bett, er muß aufstehen, auf die Straße gehen und einmal um den Block wandern. Dann kann er sich wieder hinlegen und schläft schnell ein. Nach einer knappen Stunde wiederholt sich das gleiche Spiel: So muß er nachts bis zu sechsmal hoch. Er ist entsprechend nervös und – obwohl Sportsmann und von kräftiger Statur – mit seinen Nerven am Ende. Das wirkt sich störend auf seine berufliche Tätigkeit aus. In der letzten Zeit entwickelt er starke Minderwertigkeitskomplexe.

Der Patient hat alles Mögliche bei allopathisch arbeitenden Ärzten und Heilpraktikern versucht, auch Akupunktur und ›Laser‹, alles ohne Erfolg.

Auch ich komme zunächst mit üblicher Homöopathie, aber auch mit anthroposophischen Präparaten nicht weiter, bis ich die Bach-Blütentherapie einsetze. Entscheidend ist immer wieder *Rock Rose*. Diese nimmt, zunächst als Einzelmittel eingesetzt, schon einen Teil der Angstzustände. Später wird *Mimulus* hinzugegeben, wodurch sich das Einschlafen zunächst verschlechtert. Die nächtlichen Angstzustände sind noch da, treiben ihn aber nicht mehr aus dem Bett. *Aspen* und *Agrimony* im Wechsel mit *Mimulus* und *Rock Rose* – nach einem längeren Gespräch zusätzlich *Star of Bethlehem*, in letzter Zeit auch noch *White Chestnut*.

Nach einem knappen halben Jahr ist der Patient praktisch frei von Beschwerden. Die Behandlung wird mit größeren Konsultationsabständen fortgesetzt.«

9. Sprachhemmung durch Schock und Ärger

»Ein 79jähriger Rentner wurde einen Tag vor der Bundestagswahl in eine heftige politische Diskussion verwickelt. Das hatte ihn nervlich sehr mitgenommen, da er, wie er sagte, während der Auseinandersetzung mit Jugendlichen auch heftig gedemütigt worden sei. Von diesem Tag an hatte es ihm ›die Sprache verschlagen‹.

Acht Wochen später kam er wegen seiner immer noch bestehenden Sprachstörungen in meine Praxis. Er sagte: ›Mitunter bringe ich kein Wort heraus. Außerdem fühle ich mich schwach und lustlos. Auch habe ich keinen Appetit.‹

Ich verordnete ihm *Star of Bethlehem* wegen des in der Diskussion erlittenen »seelischen Schocks«. Schon nach acht Tagen konnte er besser sprechen, und der Appetit kehrte zurück. Ein Kloßgefühl im Hals verschwand. Er löst schon wieder Kreuzworträtsel und hat wieder Mut zum Leben. Nach weiteren 10 Tagen war die Sprachhemmung gänzlich verschwunden.«

10. Ein geriatrischer Fall

»Eine 82jährige Sozialfürsorge-Empfängerin klagt seit Wochen über Schmerzen in der Magengegend. Die Patientin lebt seit 10 Jahren bei ihrer Tochter, mit der sie viele Streitigkeiten hat und auf deren Freund sie eifersüchtig ist. Sie klagt viel, hat Ängste und Träume über Tote. Wegen ihrer Magenbeschwerden wurde sie drei Wochen lang in einer Klinik untersucht. Die Untersuchung verlief ergebnislos. Die Patientin wurde mit den gleichen Schmerzen wieder entlassen, wurde nun weinerlich, verzagt und sprach vom Tod. Folgende Blüten-Kombination wurde zusammengestellt:

Rock Rose – wegen der Ängste und Alpträume.

Crab Apple – wegen der Verkrampfung des Solar Plexus und ihres Überbewertens von Kleinigkeiten.

Impatiens – weil sie nicht abwarten kann, ungeduldig ist und leicht hochgeht.

Heather – weil sie ständig Publikum braucht und gefühlsmäßig übertreibt.

Holly – wegen ihrer Eifersucht, Neid, Unzufriedenheit; weil sie hinter allem etwas Negatives wittert und häufig verletzt reagiert.

Verlauf: Schon am zweiten Tag der Einnahme waren die Schmerzen wie weggeblasen, obwohl die Patientin nicht besonders an die Wirkung der Blüten glaubte. Sie wurde geduldig, freundlich und von da ab ›pflegeleicht‹.«

11. Krankheit im Endstadium

»Ein männlicher Angestellter, 41 Jahre alt, mit einem inoperablen Darm-Ca, wurde auf eigenen Wunsch von seinen Angehörigen aus dem Krankenhaus geholt, weil er zu Hause sterben wollte. Der Schwerstkranke wurde von seinem Hausarzt mit homöopathischen Arzneien versorgt. Seine seelische Verfassung war dem Leiden entsprechend erbärmlich. Ich überlegte, mit welchen Bach-Blüten ihm innere Ruhe zu vermitteln sei. Ergebnis:

Gorse – gegen Hoffnungslosigkeit,

Cherry Plum – gegen die Angst loszulassen,

Holly – das Liebesprinzip,

Rock Rose – gegen panische Ängste,

Star of Bethlehem – nach Schocks und Enttäuschungen.

Ich verordnete 6 × täglich 4 Tropfen.

Nach Verbrauch des 30-ml-Fläschchens überprüfte ich die

Zusammensetzung und ersetzte *Rock Rose* und *Star of Be-thlehem* durch
Walnut – Durchbruch in eine neue Lebensphase.

Der Patient veränderte seit der Einnahme der Bach-Blüten-essenzen merklich sein Verhalten. Er wurde ausgeglichen, offen, dankbar. Er starb bei vollem Bewußtsein, mit einem Dankeswort auf den Lippen, acht Wochen nach seiner Rück-kehr aus dem Krankenhaus. Auch seine Angehörigen glau-ben, daß der Friede, den dieser sterbende Mensch ausgestrahlt hat, ein Ergebnis der Bach-Blütentherapie gewesen ist.«

12. Ein 24jähriger Schwerstbehinderter und seine Mutter

Dieser Fall wurde seit Mai 1983 gemeinsam von einem Arzt und einer Psychologin behandelt.

»Beat, 24 Jahre alt, wird seit seiner Geburt mit kurzen Unterbrechungen von seiner Mutter zu Hause gepflegt. Tags-über wird er in einem Therapiezentrum betreut.

Diagnose: Cerebrale Bewegungsstörungen und geistige Be-hinderung schwersten Grades. Der Patient kann weder al-leine stehen noch gehen, sitzt im Rollstuhl und kann seine Hände nur vermindert steuern. Zur Abklärung wurde dreimal ein EEG gemacht, wobei Beat jedesmal panische Angst ausstand. Aufgrund der EEG-Ergebnisse könnte Beat, nach Aussagen der Ärzte, eigentlich gar nicht lebensfähig sein. Vermutlich hat seine panische Angst das Meßergebnis beeinflußt. Beat ist das dritte von vier Geschwistern und kam als Sturzgeburt zur Welt. Bevor mit der Blütentherapie begon-nen wurde, nahm Beat Convulex und Neuleptil, womit aber keine Verbesserung seines Zustandes erreicht worden war. Beide Medikamente wurden auch während der Bach-Blüten-therapie in reduzierten Dosen weitergenommen.

Symptome: Beat erwachte 5–6mal in der Nacht und mußte dann umgelagert werden. Tagsüber starke Aggressivität, kör-perliche Angriffe auf die Mutter, vor allem Beißen. Unein-sichtigkeit und Wut, wenn er nicht das bekam, was er wollte. Die Bach-Blütentherapie wurde auf Wunsch der Mutter bei ihr selbst und ihrem Sohn durchgeführt, da sie mit den Erste-Hilfe-Tropfen in extremen Situationen bereits gute Erfahrun-gen gemacht hatte. Die Diagnose wurde im Gespräch mit der

Mutter und aufgrund psychologischer Beobachtungen erstellt.

Erste Verordnung für die Mutter:
Olive – Erschöpfung seelisch und körperlich,
Pine – große Schuldgefühle, es nicht ›noch besser‹ machen zu können,
Gorse – unterschwellige Hoffnungslosigkeit,
Star of Bethlehem – es war ein großer Schock für sie, als sie nach der Sturzgeburt erfuhr, daß sie kein gesundes Kind zur Welt gebracht hatte.
Elm – für das Gefühl, der Verantwortung nicht gewachsen zu sein.

Erste Verordnung für den Sohn:
Beat hatte oft panische Angstzustände *(Rock Rose)*. Seitdem er einmal fallengelassen worden war *(Star of Bethlehem)*, ängstigte er sich vor jeder Bewegung *(Mimulus)*.
Holly – Eifersuchtstendenzen und starke Aggressionen wie Beißen,
Heather – allgemein seelisch und körperlich ›bedürftiger‹ Zustand, abends bei Unruhe zusätzlich *Rescue*.

Beobachtung nach etwa 4 Wochen: Der Zustand beider Patienten war merklich verbessert. Beat schlief öfter nachts durch, was die Mutter spürbar entlastete. Aufgrund der entspannten Situation entschlossen sich die Eltern, erstmalig nach Jahren in den Urlaub zu fahren und Beat für diese Zeit einer Pflegeperson zu überlassen.

Zweite Verordnung für die Mutter:
Weiterhin *Olive* und *Elm;* dazu:
Larch – zur Stabilisierung ihres Selbstbewußtseins und
Red Chestnut – für die übergroße Ängstlichkeit und Besorgnis um ihren Sohn: ›Was wird später wohl aus ihm werden?‹ Außerdem:
Gentian – wegen ihrer Skepsis und Neigung zur Entmutigung.

Zweite Verordnung für den Sohn:
Weiter *Star of Bethlehem, Rock Rose, Holly, Heather;* dazu:
Willow – gegen das verbitterte Gefühl, einer Situation ausgeliefert zu sein. Später noch:
Impatiens – für innere Ungeduld und Erregungszustände.

Beurteilung der Situation nach ca. 6 Monaten: Mit Beat geht es weiter merklich aufwärts. Er schläft noch besser, erwacht gegen vier Uhr morgens und schläft dann nach einmaliger Umlagerung wieder ein oder bleibt ruhig liegen. Im Verlauf des Morgens muß seine Mutter höchstens noch ein- bis zweimal nach ihm schauen. Seine Aggressionen sind stark vermindert, er beißt kaum noch. Vor allem aber: Beat ist *ansprechbarer* geworden, er scheint jetzt wirklich zu *begreifen*, wenn er etwas nicht haben darf.

Bei der Mutter ist eine bemerkenswerte seelische und körperliche Kräftigung eingetreten. Ihre Haltung dem Leben gegenüber wurde offener und aufgeschlossener. Sie meint selbst, daß durch die Bach-Blütentherapie, die sie gemeinsam mit ihrem Sohn gemacht hat, eine positive Wechselwirkung eingetreten sei. Sie ist ruhiger und zuversichtlicher. Vor allem aber kann sie heute die Situation und ihre Rolle *akzeptieren*.«

13. Die Bach-Blüten als Unterstützung bei der Therapie eines POS-Kindes

Eine Sonderschullehrerin aus der Schweiz berichtet:

»Markus, jetzt 10jährig, besuchte drei Jahre lang meine Klasse. Er ist ein POS-Kind (POS = infantiles psycho-organisches Syndrom, eine Reifeverzögerung des Gehirns), als solches sehr leicht zu entmutigen und überaus ängstlich. Markus konnte früher seine Emotionen nur schlecht unter Kontrolle bringen und hatte immer wieder heftige Ausbrüche. Das kleinste für ihn negative Erlebnis warf ihn aus dem seelischen Gleichgewicht. Mißerfolge konnte er kaum verkraften. Auch hatte er sehr wenig Selbstvertrauen. Im April 1983 mußte ich ihn schweren Herzens an meinen Kollegen weitergeben. Da ich ihm den Übertritt etwas erleichtern wollte, riet ich seiner Mutter zu einer Bach-Blütentherapie, die ich aus eigener guter Erfahrung kannte.

In Zusammenarbeit mit seiner Mutter und dem behandelnden Heilpraktiker wurde folgende Kombination zusammengestellt:

Chestnut Bud – wegen Lernverzögerung,
Gentian – weil leicht entmutigt,
Mimulus – gegen bekannte Ängste.

Markus sprach überraschend gut auf diese Kombination an und wurde deshalb regelmäßig mit diesen und anderen Bach-Blüten behandelt. Markus sucht sich seine Blüten meistens durch intuitives Greifen selber aus. Zusätzlich bekam er noch eine sogenannte Schulmischung: *Larch, Mimulus* und *White Chestnut*, von der er sich sehr unterstützt fühlt.

Inzwischen (Anfang März 1984) ist Markus ein aufgeweckter Junge und kann in der Schule trotz seiner Legasthenie mithalten. Er ist belastbarer und selbständiger geworden. Seine früheren Ausbrüche (Schreien, Aggressionen gegen die Klassenkameraden, Verzweiflung usw.) sind sehr selten geworden. Er schreckt nicht mehr vor allem Neuen zurück, sondern traut sich viel mehr zu.

Für die Eltern ist diese Wandlung ein Wunder, das die Atmosphäre in der Familie wesentlich entspannt hat.

Für mich ist der Fall Markus ein Paradebeispiel, wieviel gerade bei behinderten Kindern durch eine Bach-Blütentherapie erreicht werden kann.«

14. Die Bach-Blütentherapie in einem Fall von frühkindlichem Autismus und Epilepsie

Der Patient, Peter, stammt aus einer Apothekerfamilie und ist heute 25 Jahre alt.

»Vorgeschichte: Normale Geburt, in den ersten Jahren keine besonderen Auffälligkeiten bis auf eine allmählich einsetzende Verzögerung der Sprachentwicklung und teilweise Spielunfähigkeit.

Im fünften Lebensjahr diagnostizierte ein Kinderpsychiater frühkindlichen Autismus. Mit acht Jahren Einschulung in eine Sonderschule für Lernbehinderte. Da Peter unfähig war, das übliche Schulwissen aufzunehmen: mit elf Jahren Aufnahme in eine Tagesstätte für geistig Behinderte; im 16. Lebensjahr Überwechsel in eine Werkstatt für Behinderte. Im gleichen Jahr trat der erste epileptische Anfall auf. Die Anfälle (ohne Einnässen) wiederholen sich seitdem in unregelmäßigen Abständen. Im 17. Lebensjahr häufiges Auftreten von Kopfschmerzen und mehr oder weniger starken Aggressionen und auch Depressionen. Peter schlägt sich selbst und andere, zerstört Gegenstände, zerreißt Bücher. Er kann nicht mehr in der Werkstatt bleiben. Die Eltern beschließen Hausbetreuung.

Während der ganzen Zeitspanne werden keine allopathischen Medikamente eingesetzt, sondern Naturheilmittel wie Baldrian, Melisse, verschiedene Strath-Präparate, vor allem PK7 (ein Hefepräparat) zur Versorgung mit Vitaminen, vor allem mit dem B-Komplex.

Im 19. Lebensjahr Umzug von Niedersachsen nach Schleswig-Holstein. Peter bleibt in Hausbetreuung. Von 1979–1982 wurde phasenweise eine Spezialbehandlung mit elektrischen Frequenzen (Impulsen, Schwingungen) zur Umstimmung und Lymphreinigung versucht. Peter reagierte teils vermehrt aggressiv, teils harmonischer.

Am 1. April 1982 Beginn der Bach-Blütentherapie. Die Behandlung mit elektronischen Frequenzen muß abgebrochen werden, da sie nach Auffassung der Therapeutin das ohnehin vollkommen derangierte Nervenkostüm des Patienten zu sehr stimulierte und infolgedessen die Wirkung der subtilen Blütenfrequenzen nicht richtig eingeschätzt werden konnte.

Verlauf: Die Behandlung erstreckte sich über einen Zeitraum von gut zwei Jahren, in dem viele unterschiedliche Blüten zum Einsatz kamen. Die Diagnose wurde, da ein intuitives Greifen des Patienten aufgrund seiner Erkrankung nicht möglich war, im Gespräch mit seiner Mutter, intuitiv, sowie mit Hilfe der Radiästhie gestellt.

Im Jahre 1982 waren folgende Blüten typisch und wichtig:

Star of Bethlehem – wahrscheinlich war die Fehlentwicklung durch eine Reihe von seelischen Schocks im frühesten Kindesalter des extrem sensiblen Patienten ausgelöst worden.
Sweet Chestnut – wegen innerer Verzweiflung
Scleranthus – wegen starker innerer Schwankungen
Rock Rose – wegen extremer nervlicher Erregung
Pine – wegen innerer Schuldgefühle
Vine – wegen des Wunsches, sich zu behaupten.

Neben den von den Eltern verabreichten Naturheilmitteln nahm Peter während der ganzen Therapie auch verschiedene Schüssler-Salze sowie Aconitum ein.

Reaktion: Peter schläft zunächst sehr viel. Er bekommt zeitweise einen enormen Druck auf der Blase, kann das Wasser nicht halten. Die epileptischen Anfälle werden härter, jetzt auch mit Einnässung. Dafür langsames Nachlassen der bisher fast täglichen Kopfschmerzen.

Im Jahre 1983 werden zusätzlich zu den im Vorjahr verordneten Blüten folgende neuen Blüten wichtig, was auf ein stärkeres Erwachen der eigenen Persönlichkeit hindeutet:

Honeysuckle – Auseinandersetzung mit der Vergangenheit
Red Chestnut – Auflösung einer zu engen energetischen Bindung
Aspen – Stabilisierung gegen vage Ängste durch atmosphärische Einflüsse
Holly – Verarbeitung von Gefühlen
Walnut – Durchbruch in eine neue Entwicklungsphase.

Reaktion: Peter schläft phasenweise immer noch sehr viel. Dieses läßt sich als Anzeichen dafür werten, daß in diesen Phasen auf der Seelenebene ›hart gearbeitet‹ wird. Das Einnässen während der Anfälle besteht weiterhin, allerdings treten die Anfälle seltener auf, verlaufen milder und lösen sich schneller. Peter braucht im Anschluß kaum noch Erholungszeit. Bemerkenswert ist, daß Peters Verhalten *vor* den Anfällen, im Gegensatz zu früher, jetzt von auffälliger Harmonie geprägt ist.

Milder werden auch seine Überängstlichkeit und seine Aggressionen. Peter schlägt nicht mehr, zerstört kaum noch etwas, auch seine zwanghaften Verhaltensweisen werden flexibler. Der Blasendruck tritt weiterhin phasenweise auf. Aber die Kopfschmerzen sind so gut wie verschwunden.

Peters psychisches Verhalten ist im Laufe des Jahres 1983 sehr wechselhaft: teilweise total introvertiert, teilweise harmonisch lebhaft. Vor allem zeigen sich harte innere Kämpfe: ›Ich will aber nicht‹ ist eine häufige Redensart; dann wieder zeigt er Bereitwilligkeit, alles Nötige zu tun: Toilettengang, Spaziergang usw. Zeitweise treten auch Depressionen auf, die sich dann in starkem Weinen lösen. Man gewinnt den Eindruck, daß sich Peter langsam in den ihm möglichen Grenzen zu einer eigenen Persönlichkeit entwickelt. Wirkte er bis Mitte 1983 auf Außenstehende eher geisterhaft und alterslos, sah er jetzt plötzlich weicher und viel jünger aus. Ein zarter Schnurrbart begann zu sprießen. Auf die Frage der Therapeutin nach seinem Alter sagt er spontan: ›17 Jahre‹. Das entsprach auch seinem äußeren Habitus (er ist jetzt 25 Jahre). Ein besonders positives Symptom für eine beginnende ›Heilung

auf der Seelenebene‹ ist die folgende Beobachtung: Peter hatte
früher mehr oder weniger laute und harte Schlagermusik,
Beat und Rock, bevorzugt. Heute legt er lieber Schallplatten
mit harmonischeren Klängen wie Klassiker, Oper und Chor-
musik auf. Seine Mutter schreibt: ›Seit Beginn der Behandlung mit den Bach-Blütentropfen ist bei Peter *viel* in Bewegung geraten, ich segne den Tag, an dem mit dieser Therapie
begonnen werden konnte.‹ Die Therapie wird fortgesetzt.«

15. Wie nach sieben Jahren Amenorrhoe eine 23jährige wieder ihre Mensis bekam...

»Vorgeschichte: Die etwas verhalten wirkende 23jährige
Rechtspflegerin, die noch im Elternhaus lebt, hatte mit 12
Jahren zum ersten Mal ihre Mensis bekommen, die dann bis
zu ihrem 15. Lebensjahr regelmäßig eintrat. Nach einem
dreiwöchigen Englandaufenthalt – ohne besondere Vorkommnisse – kam die Periode immer seltener; als die Patientin 16 Jahre alt war, blieb sie ganz aus. Hormonbehandlungen
fruchteten nicht und wurden wieder eingestellt. Ebensowe-
nig Erfolg brachten Mittel wie Feminon und Agnolyt.
Ich verordnete ihr zunächst für acht Wochen vier Blüten,
die in solchen Fällen überdurchschnittlich oft erfolgreich
gewirkt haben:
Star of Bethlehem – Schockzustand auf feineren Energie-
ebenen
Pine – Selbstvorwürfe
Rock Water – starre innere Prinzipien, die vitale Bedürfnisse unterdrücken
Cherry Plum – Angst, innerlich loszulassen.
Im Anschluß daran sollten für sieben Wochen
Centaury – mangelnde Ausbildung des eigenen Willens
und
Walnut – die Blüte, die den Durchbruch schafft
eingenommen werden.

*Da dieser Fall ein Musterbeispiel für einen klassischen
Ablauf einer Bach-Blütentherapie ist, hier der gesamte The-
rapieverlauf in den eigenen Worten der Patientin. (Unredi-
gierte und ungekürzte Tagebuchnotizen)*

1. Tag, 2. Dezember, Freitag
Keine außergewöhnlichen Vorkommnisse, gewisse Hochstimmung, die ich auf die Erlebnisse vom Vortage (Fahrt nach

Hamburg, neue Erkenntnisse) zurückführe. Ich fühle mich etwas freier als sonst.

2. Tag, Samstag
Nach dem Aufwachen erinnere ich mich an einen Traum, in dem ich feststelle, daß mein Slip blutig ist. Ich frage mich, ob das meine Menstruation sein kann, fast ungläubig. Komme im Traum dann zu dem Ergebnis, daß es die Periode sein muß. An dieser Stelle bin ich dann aufgewacht, bevor ich meine Reaktion im Traum auf diese sensationelle Entdekkung erfahre. Den Tag über bin ich selbstbewußter als sonst, sage eher meine Meinung, bin im Hinblick auf die Reaktionen der Mitmenschen nicht mehr ganz so ängstlich.

3. Tag, Sonntag
Grundstimmung zuversichtlich, sonst unverändert.

4. Tag, Montag
Leichte Mißstimmung, Neigung zu depressiver Stimmung und schlechter Laune, etwas lustlos; ich gebe aber nicht meiner negativen Stimmung nach, überwinde sie.

8. Tag, Freitag
Teilweise großes Gottvertrauen und ein großes Glücksgefühl. Ich spüre Gottes Gegenwart. Leider zuvor (mittags und morgens) etwas Mutlosigkeit und Angst, die aber niedergedrückt werden kann. Schuldgefühle.

9. und 10. Tag, Samstag, Sonntag
Ich achte zu sehr auf die Bedürfnisse anderer. Meine eigenen kommen dadurch zu kurz. Wenn ich nach meinen Empfindungen handele, überkommt mich ein schlechtes Gewissen, weil ich eventuell dadurch andere verletzen könnte.

Außerdem bin ich zu festgefügt in die mir anerzogenen Moralvorstellungen.

11. Tag, Montag
Eventuell neue Perspektiven im Beruf. Ich bin innerlich sicher, daß mir mein Weg gezeigt wird, daß ich geführt werde, wenn vielleicht auch mit Umwegen.

Seit den letzten drei Tagen träume ich intensiver, lebhafter. In manchen Augenblicken spüre ich ganz deutlich Gottes Kraft in mir, ich bin dann ganz gelassen und ruhig.

12. Tag, Dienstag
Einiges ist schiefgelaufen. Aber ich drehe nicht wie früher

durch und verliere mich in meiner depressiven Phase. Gott, führe mich.

13. Tag, *Mittwoch*
Etwas mut- und lustlos.

14. Tag, *Donnerstag*
Depressive Stimmung hat sich gesteigert. Ich fühle mich gleichgültig und mutlos. Mein Leben erscheint mir fad und ohne Aussicht auf Besserung.
Ich hoffe, daß dies die erste Wirkung auf die Blüten-Tropfen ist. Ich halte durch.

15. Tag, *Freitag*
Ein Gefühl, als ob das Leben leer, aussichtslos ist und als ob alles stagniert. Ich bin unzufrieden mit meinem Dasein, habe Schuldgefühle.
Es ist schlimmer als gestern, aber ich hoffe weiter.

16. Tag, *Samstag*
Wie gestern, alles scheint ohne großen Sinn, trotzdem tief im Innern eine (leider nicht ganz starke) Gewißheit, daß alles anders wird.

17. Tag, *Sonntag*
Meine Stimmung bessert sich.
Ich sehe, daß ich Geduld haben muß. Neue Impulse: Klavierspielen wiederaufnehmen, Italienisch lernen. Ich weiß, meine wahre Aufgabe wird mir gezeigt, wenn die Zeit dafür reif ist, und das ist sie noch nicht. Ich merke jetzt, wenn ich in meinen alten Fehler, nur auf die Bedürfnisse anderer zu achten, zurückfallen will. Das ist für mich schon ein Fortschritt. Leider kann ich ein leises Schuldgefühl nicht unterdrücken, wenn ich meinen Willen oder Wunsch durchsetze.

18. Tag, *Montag*
Ein sehr schwarzer Tag, Leere, depressive Anwandlungen.

19. Tag, *Dienstag, 20.12.*
Meine Stimmung ist etwas besser. Ich fange wieder an zu hoffen, bin aber weiterhin seltsam desinteressiert und phlegmatisch.

20. Tag, *Mittwoch, 21.12.*
Stimmung ähnlich wie gestern, ich merke, wie positive Kräfte für mich arbeiten, wie ich gelenkt werde. Ich werde aber

ungeduldig, dieses Gefühl muß ich bekämpfen. Ich hoffe weiter. Mir wird schon das zukommen, was mir zugedacht ist.

21. Tag, Donnerstag, 22.12.
Ich weiß, wo es langgeht und ich weiß auch, daß es ein schwerer Weg wird, aber doch ein erfüllter und glücklicher.

22. Tag, Freitag, 23.12.
Hochstimmung etwas abgeflaut, aber ich bin zuversichtlich und selbstsicherer als zuvor.

23. Tag, Samstag, Heiliger Abend
Unverändert im großen und ganzen. Ich habe das Gefühl, schlechter zu sehen.
Stimmungsmäßig aber eigentlich freier als früher und ganz zuversichtlich.

24. Tag, Sonntag, 25.12.
Ich fühle in mir große Kraft und hoffe, diese sinnvoll anwenden zu können.
Zu Hause fühle ich mich unfrei und eingeschränkt, eingesperrt. Ich will meine Angst und Bequemlichkeit bezwingen, ausziehen und mein eigenes Leben leben.

25. Tag, Montag, 26.12.
Insgesamt gute Stimmung, aber das Gefühl, daß alles stagniert. Ich bin wieder ungeduldig.

26. Tag, Dienstag, 27.12.
Ich fühle immer mehr, daß ich von zu Hause weg muß. Ich fühle mich eingesperrt.

27. Tag, Mittwoch, 28.12.
Ich sehe wieder besser. Aber ansonsten ist wieder ein Tiefpunkt, zwar keine direkte Depression, aber ich lasse mich etwas hängen und zeige wieder mein altbekanntes Phlegma.

28. Tag, Donnerstag, 29.12.
Unverändert.

29. Tag, Freitag, 30.12.
Teilweise Hochstimmung, zu Hause empfinde ich Beengtheit.

30. Tag, Samstag, 31.12.
Ich ärgere mich, daß ich Angst habe, in eine Situation hinein-

zugehen, wenn ich ohne Schützenhilfe bin. Aber immerhin lasse ich mich nicht mehr soviel fremdbestimmen.

31. Tag, Sonntag, 1.1.84

Gewisse Stagnation. Ich meine, etwas müsse sich ändern, aber ich rühre mich nicht um einen Schritt weiter. Auch wenn ich Angst vor der Einsamkeit habe – ich muß von zu Hause ausziehen.

32. Tag, Montag, 2.1.

Ziemlich unverändert. Ich verlange nach Veränderung, nach Fortschritt und Entwicklung, aber den äußeren Umständen nach bleibt alles unverändert.

Doch ganz im Innern spüre ich, daß sich bald einiges verändern wird. Es ist, als brodele etwas in mir, ganz leise noch, das aber früher oder später herausbricht mit Kraft.

33. Tag, Dienstag, 3.1.

Ich bin gereizt, falle in alte Verhaltensweisen zurück und ärgere mich darüber.

34. Tag, Mittwoch, 4.1.

Eigentlich sehr gute Laune, ich weiß nicht recht, was ich da sagen soll, aber ich ahnte einige Dinge, die sich auch im Laufe des Tages einstellten. Es handelte sich nicht um weltbewegende Ereignisse, aber immerhin war ich erstaunt darüber.

35. Tag, Donnerstag, 5.1.

Ich bin mit einem eigenartigen Traum wach geworden. Vieles weiß ich nicht mehr. Aber eine Szene ist mir im Gedächtnis geblieben:

Ich befinde mich in einem Kreisverkehr und suche die richtige Straße heraus, die mich zu meinem Ziel führt (was das genau war, weiß ich nicht mehr, ich glaube aber, ich wollte einen für mich wichtigen Menschen aufsuchen).

Ich habe mich gerade für eine Ausfahrtsstraße entschieden, die ich ziemlich sicher für die richtige zu meinem Ziel halte, werde dann aber wie durch höhere Gewalt auf eine andere Ausfahrtsstraße gelenkt, die sich dann wirklich als die richtige und kürzeste entpuppt, worüber ich sehr erstaunt bin, aber auch wieder nicht, da ich es für Gottesführung gehalten habe.

Ich schildere diesen Traum so deutlich, weil ich ihn gleich so interpretiert habe, daß Gott mir auch im Leben, entgegen meiner Weisheit, den richtigen Weg zeigen wird oder auch schon dabei ist, ihn mir zu zeigen, obwohl ich innerlich noch unsicher bin und mich etwas sträube aus Angst und Bequemlichkeit.

Sonst bin ich freier im Umgang mit meinen Mitmenschen. Doch es fällt mir immer noch schwer, meine Meinung klar herauszustellen, weil ich gefallen will.

Ich bin etwas toleranter gegenüber mir selbst geworden, gegenüber meinen Fehlern.

36. Tag, Freitag, 6.1.
Etwas depressiv, aber nicht viel, eigentlich voller Vertrauen.

37. Tag, Samstag, 7.1.
Große Sorge in der Familie. Ich will meiner Mutter helfen, mich aber trotzdem nicht festhalten lassen, denn ich muß mich aus dem Bannkreis meiner Familie lösen, da ich mich sonst nicht weiterentwickeln kann.

38. Tag, Sonntag, 8.1.
Gerade (5.00 morgens) wache ich auf. Ich hatte den schlimmen Traum, daß mein Vater gestorben sei. Hängt das mit den Sorgen, die ich bezüglich meiner Mutter habe, zusammen?

Abends: Der Tag war an sich erfolgreich. Ich habe eine eigene Wohnung gefunden und blicke trotz einiger Beklommenheit ganz optimistisch und zuversichtlich in die Zukunft.

39. Tag, Montag, 9.1.
Unverändert.

40. Tag, Dienstag, 10.1.
Ich fühle mich leicht, unbeschwert und geneigt, trotz äußerer negativer Umstände das Beste zu hoffen. Bemerkenswert ist das überwiegend leichte Gefühl, das etwas Befreiendes an sich hat.

41. Tag, Mittwoch, 11.1.
Ich habe, wie schon seit einigen Tagen, wieder Verspannungsgefühle im Gesicht (rechte Gesichtshälfte). Scheinbar fällt mir das Sprechen dann schwerer.

Außerdem verspüre ich ab und zu in der rechten Brust unterhalb der Achselhöhle ein Ziehen.

Die Stimmung ist, trotz vieler negativer Aussichten, gelassen. Ich bin auf eigenartige Weise zuversichtlich. Irgendwie ist mir, als sei dies eine unwirkliche Übergangsphase, als sei ich Zuschauer meiner selbst in der jetzigen Situation.

42. Tag, Donnerstag, 12.1.
Ähnlich wie gestern.

43. Tag, Freitag, 13.1.
Eigentlich ein schwarzer Tag. Etwas depressiv, unausgeglichen. Trotz allem steht im Hintergrund diese felsenfeste Zuversicht auf eine Besserung und Änderung meines Lebens in jeder Hinsicht.

44. Tag, Samstag, 14.1.
Ähnlich wie gestern, aber die positive Haltung setzt sich mehr durch als gestern.

45. Tag, Sonntag, 15.1.
Ich habe sehr bewußt gelebt heute. Auch wieder positive Grundstimmung. Ich fühle mich mehr als sonst als Individuum, sogar zeitweise als etwas Besonderes.

46., 47., 48. Tag
Ich bin unruhig, suche und finde nichts. Ich will mich zerstreuen, bin nur auf der Flucht vor mir selbst, will gar nicht zur Ruhe kommen.

49. Tag, Donnerstag, 19.1.
Die Unruhe flaut etwas ab. Ich erkenne, daß es Quatsch ist, aus Angst, das Leben zu verpassen, hektisch zu werden und mit Gewalt etwas erleben wollen.
Ich weiß, alles wird sich geben, ich kann nichts erzwingen.

50. Tag, Freitag, 20.1.
Ich bin ganz ruhig geworden. Ich erkenne, daß ich die augenblickliche Ruhephase brauche, um Kraft zu sammeln für das Kommmende. Ich spüre, daß einiges kommen wird. Auch die äußeren Bedingungen zeichnen sich dafür ab: baldiger Umzug aus dem Elternhaus in die Fremde. Ich weiß, dies ist nur eine Übergangsphase, die ich nutzen soll zur Erlangung neuer Erkenntnisse, die mir zuträglich sind und nützlich für das Kommende.

51. u. 52. Tag, Samstag und Sonntag
Trotzdem gerate ich nicht in Panik und Hysterie, wie das früher der Fall war.

Ich bin innerlich gelassen und vertraue auf Gottes Beistand und Hilfe, auch wenn ich manchmal weinen muß.

Ich weiß, daß dies eine Aufgabe für mich ist, vor der ich nicht weglaufen und die Augen zumachen will, sondern die ich bewältigen will.

So eigenartig es klingt, irgendwie freue ich mich, daß ich eine Aufgabe zu erfüllen habe, wenn sie auch schwer und nicht erfreulich ist.

Ich bin im Innersten voller Zuversicht und Glauben.

53. Tag, Montag, 23.1.
Zuversichtlich.

54. Tag, Dienstag, 24.1.
Unverändert.

55. Tag, Mittwoch, 25.1.
Nicht mehr ganz so frohgemut. Ich weiß mich nicht einzuordnen. Teilweise fühle ich mich den anderen Mitmenschen so entrückt, so überlegen, weil ich eine viel umfassendere Lebensansicht habe, die nicht so durch Zeit und Raum beschränkt ist. Aber insgesamt fühle ich mich wohl.

56. Tag, Donnerstag, 26.1.
Ich bin deprimiert und lustlos. Ich fühle mich schlecht, fühle mich allein. Allerdings hatte ich einen schönen Traum: meine Periode sei gekommen!

Ich wünsche, es wäre wirklich so, dann hätte ich etwas, was mir Mut zum Weitermachen gibt. Ende der 1. Einnahme-Phase.«

2. Einnahme-Phase:
Walnut und *Centaury* – 7 Wochen lang.
Über diese Phase hat die Patientin leider kein detailliertes Tagebuch mehr geführt. Die nachfolgenden Aufzeichnungen wurden erst nach Abschluß der 7 Einnahme-Wochen und nach Wiedereinsetzen der Periode von ihr niedergeschrieben.

Zusammenfassung der 2. Einnahme-Phase:
»Eigentlich habe ich in dieser Phase nichts grundsätzlich Neues an meinem Wesen feststellen können. Vielleicht aber habe ich mir mehr als vorher gewünscht, daß sich meine Periode wieder einstellt. Ich habe zwar nicht ständig daran gedacht, aber öfter als in der Zeit, als ich die Bach-Blüten noch nicht einnahm. Ein- oder zweimal tauchte diese The-

matik in meinen Träumen auf. Ich träumte, daß ich meine Periode bekäme und sehr detailliert, wie ich darauf reagierte. Manchmal hatte ich in meinen Träumen auch sexuelle Erlebnisse. Alles in allem setzte ich mich mehr als früher mit meinem Geschlecht auseinander. Eine ›Wiederherstellung‹ des Normalzustandes schien mir nicht ohne Aussicht, wenn ich auch nicht darauf hingefiebert habe. Ich war sicher, daß sich meine weiblichen Funktionen wieder einstellen würden, wenn ich zu mir selbst gefunden und mich selbst mehr akzeptiert hätte.

Innerlich habe ich also einen gewissen Widerstand aufgegeben, nämlich den Gedanken, daß sich wohl kaum etwas an meiner ›periodenlosen‹ Situation ändern würde. Diesen Gedanken hatte ich vorher nämlich leider schon mehr oder weniger akzeptiert.

Am Samstag, den 10. März, 3 Tage vor Schluß der siebenwöchigen zweiten Einnahmephase bekam ich dann zum ersten Mal nach sieben Jahren wieder meine Periode – nicht sehr stark, aber immerhin für fast vier Tage!

Nun hoffe ich, daß sich meine Menstruation wieder normalisiert und sich weiterhin regelmäßig einstellt. Weiterhin hoffe ich, daß die Blütentherapie mir bei meinem noch so weiten Weg zu meiner eigentlichen Bestimmung im Leben weiterhilft.«

Aus diesen Notizen wird unter anderem ein wichtiges Prinzip der Blütentherapie sehr gut deutlich:
Eine Blüte kann erst dann eingesetzt werden, wenn die Zeit dafür reif ist. Ohne die erste Behandlungsphase, die Auflösung von Schocks, Schuldgefühlen, inneren Fehlentscheidungen und Ängsten, wäre ein Durchbruch wahrscheinlich nicht möglich gewesen. Der Versuchung, bestimmte Blüten zu früh einzusetzen, sollte man gerade als Neuling in der Bach-Blütentherapie widerstehen. Zum Abschluß der vorgelegten Fallstudien sei auch noch einmal an das in Kapitel zwei Gesagte erinnert. Die Bach-Blütentherapie ist eine höchst individuelle Therapieform. Es gibt keine zwei gleichen Menschen, deshalb auch keine zwei identischen Therapieverläufe. Die Auswahl der dargestellten Fallstudien möge als Beispiel und Anregung betrachtet werden, sollte aber nicht als Maßstab zur Beurteilung eigener oder fremder Reaktionen verwendet werden.

Ein Schritt in die Zukunft:

Die bioenergetische Strahlung der Bach-Blütenessenzen
dargestellt am Colorplate-Verfahren

Bei der Betrachtung und Beurteilung sogenannter feinstofflicher Heilmethoden wird von naturwissenschaftlicher Seite u. a. oft eine sichtbare Darstellung der energetischen Information derartiger Agenzien, möglichst in reproduzierbarer Form gefordert. Ein erster, vielversprechender Schritt ist das 1984 von dem deutschen Ingenieur Dieter Knapp als Verfeinerung der Kirlian-Fotografie vorgestellte Colorplate-Verfahren, mit dessen Hilfe die folgenden Foto-Beispiele der Bach-Blütenessenzen: Star of Bethlehem, Pine, Cherry Plum, Holly, Scleranthus, White Chestnut, Chestnut Bud und Centaury hergestellt wurden.

Dabei wurde ein winziger Tropfen der jeweiligen Blütenessenz direkt auf einen Spezialfilm gebracht. Es zeigte sich, daß alle Aufnahmen der 38 verschiedenen Blütenessenzen ein unterschiedliches, charakteristisches bioenergetisches Strahlungsmuster aufweisen. Eine erneute Aufnahme der gleichen Blütenessenz aus einer anderen Charge ergab im Prinzip wieder die gleiche bioenergetische Strahlungscharakteristik. Zur meßtechnischen Erfassung wurden alle Fotos mittels eines Laser-Strahles abgetastet. Dabei wird das über einen Fotodetektor aufgenommene Signal einem Computer zugeleitet und später durch einen Schreiber ausgedruckt. Auch hier ergab sich für jede Blütenessenz ein charakteristisches, von anderen unterscheidbares Informations-Diagramm. Wenn auch eine objektive wissenschaftliche Interpretation dieser Fotos und Diagramme sicher in den nächsten Jahren zu sammelnden weiteren Erfahrungen vorbehalten bleibt, so ergaben sich jedoch subjektiv für den Kenner der Bach-Blütenessenzen bereits jetzt einige interessante Anhaltspunkte und Beobachtungen:

Es stellte sich zum Beispiel heraus, daß die Strahlungsfotos der mehr auf den mentalen Bereich zielenden Blüten-

essenzen, wie *Scleranthus* und *White Chestnut*, schärfer ausgeprägte Strukturen aufweisen, während die Aufnahmen der mehr im emotionalen Bereich wirkenden Blüten, wie *Pine* und *Star of Bethlehem*, verschwommenere Strukturen zeigen.

Energetisch eher schwache Potentiale wie Centaury, Pine und Star of Bethlehem manifestieren sich auch optisch in schwächerer Form, während sich kraftvollere Potentiale wie Cherry Plum, Chestnut Bud und Holly auch auf dem Foto kraftvoller darstellen. Zustände starker, aber gebremster Dynamik wie Cherry Plum und Chestnut Bud lassen diese Dynamik auch auf den Aufnahmen erkennen.

Interessant ist auch eine Beobachtung des Farbspektrums der energetischen Strahlungsmuster aller Bach-Blütenessenzen. Die Palette von indigo-blau über rosa-rot-violett bis weiß findet sich auf esoterischen Darstellungen von Heilungs-Energien wieder.

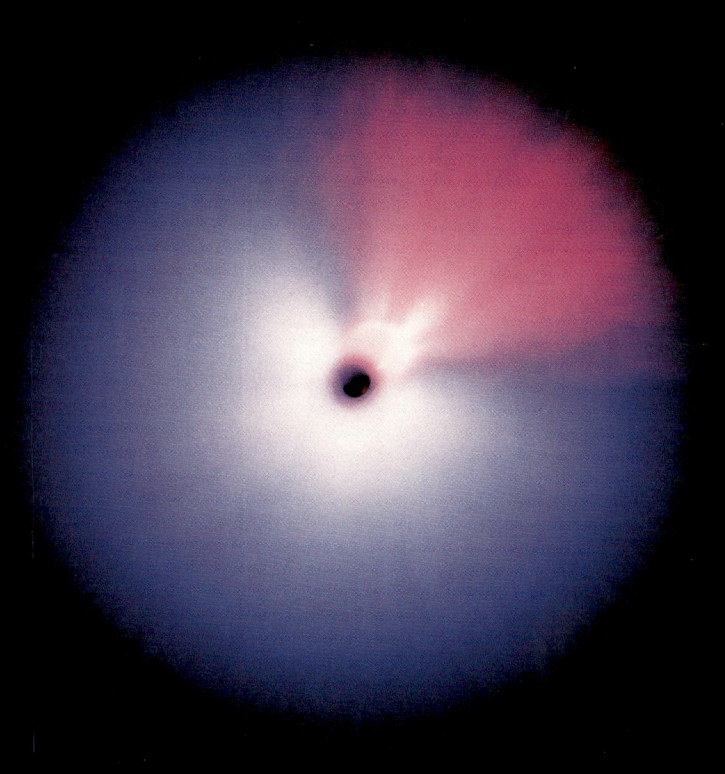

PINE

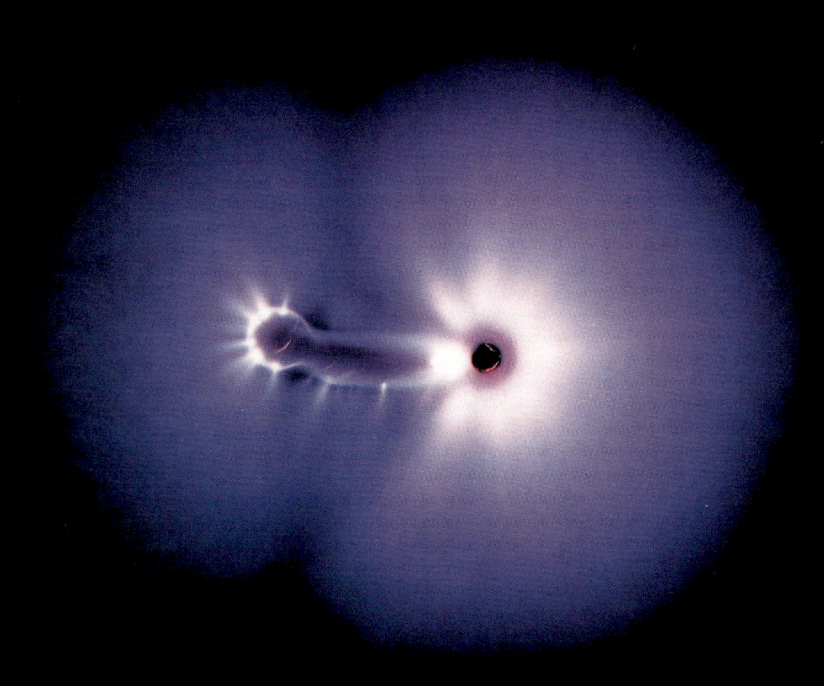

CHERRY PLUM

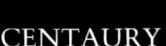

CENTAURY

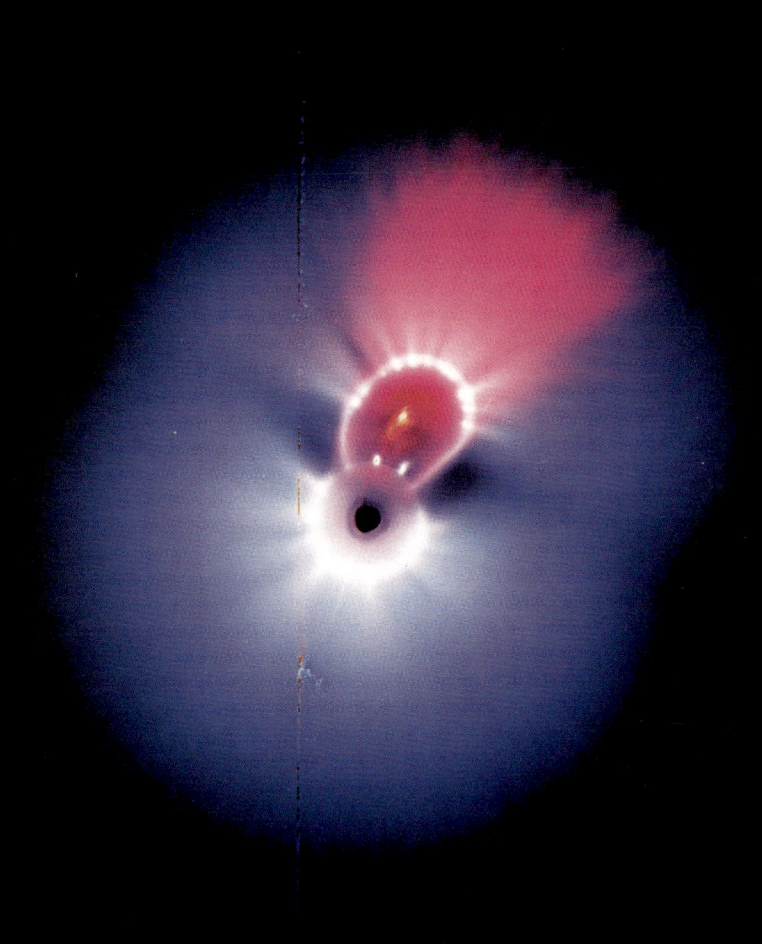

CHESTNUT BUD

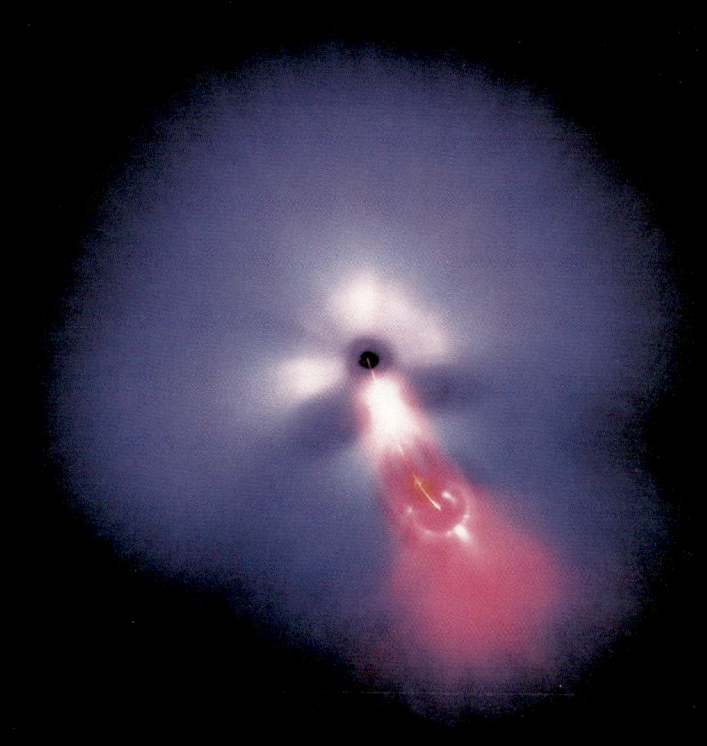

HOLLY

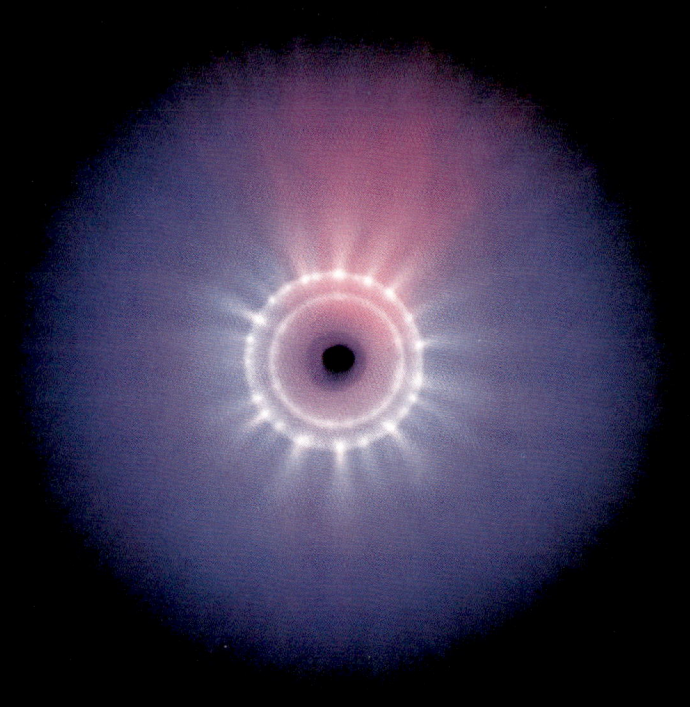

SCLERANTHUS

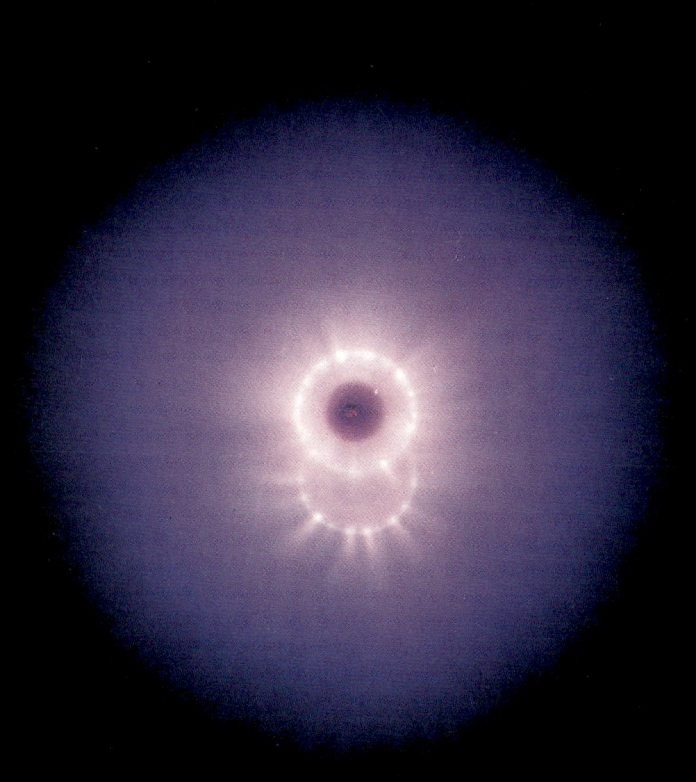

WHITE CHESTNUT

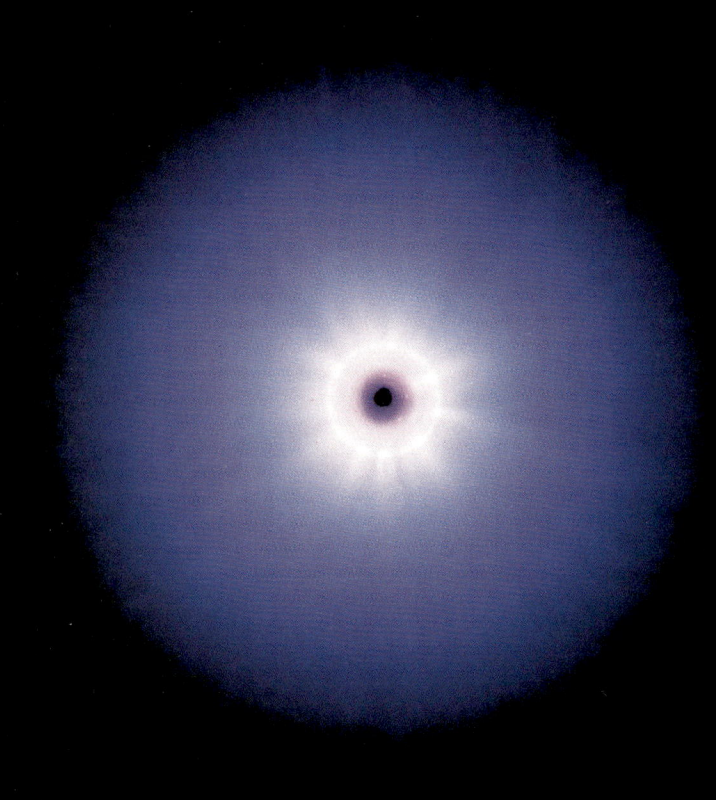

STAR OF BETHLEHEM

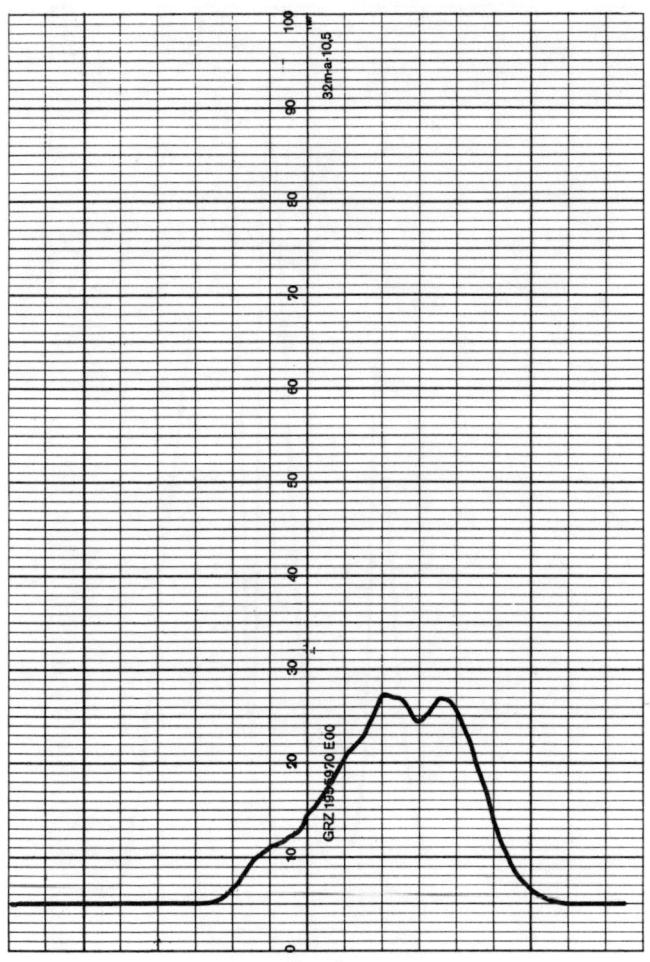

PINE

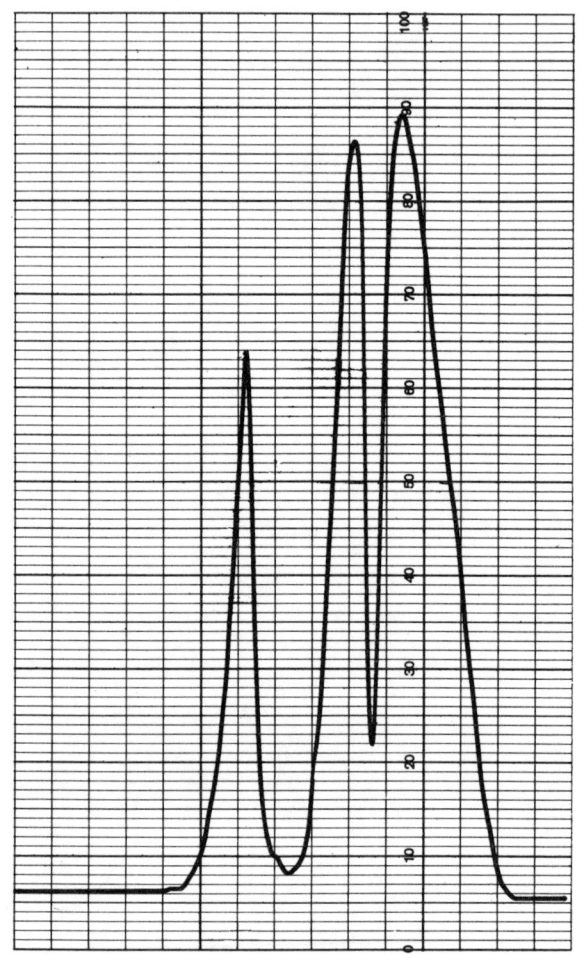

PRIVATES FORSCHUNGSINSTITUT FÜR
Radiästhesie und Bio-Physik
6149 FÜRTH/ODW., FAHRENBACHER STR. 22

| 304 | 01 | 01 |

CHERRY PLUM

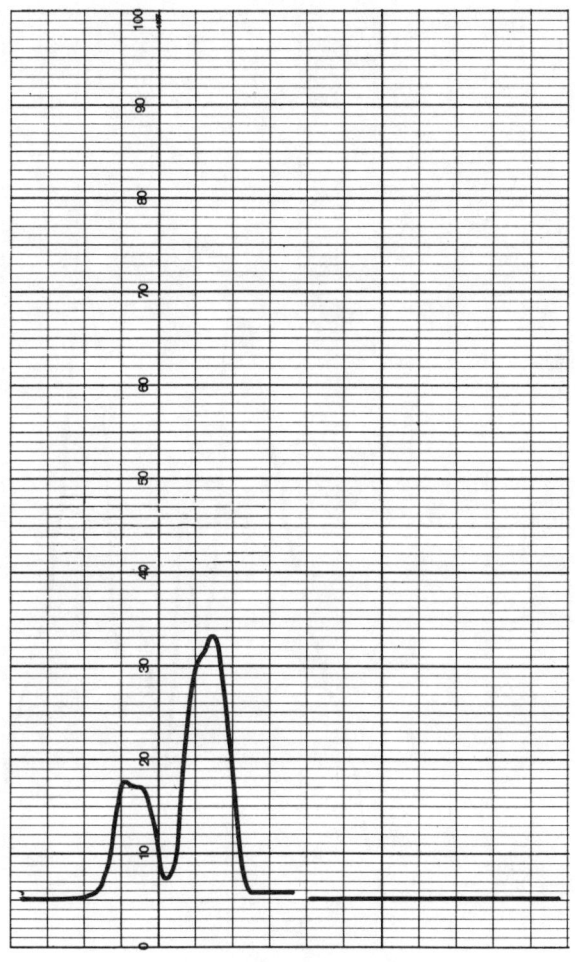

PRIVATES FORSCHUNGSINSTITUT FÜR
Radiästhesie und Bio-Physik
6149 FÜRTH/ODW., FAHRENBACHER STR. 22

| 301 | 02 | 02 |

CENTAURY

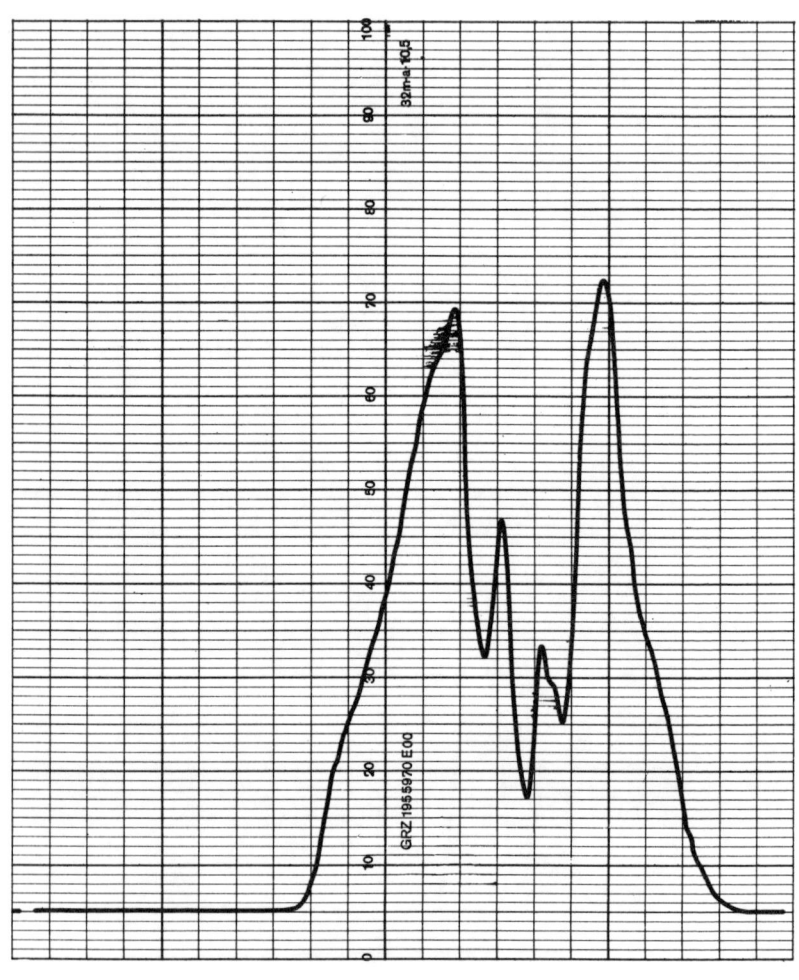

PRIVATES FORSCHUNGSINSTITUT FÜR
Radiästhesie und Bio-Physik
6149 FÜRTH/ODW., FAHRENBACHER STR. 22

CHESTNUT BUD

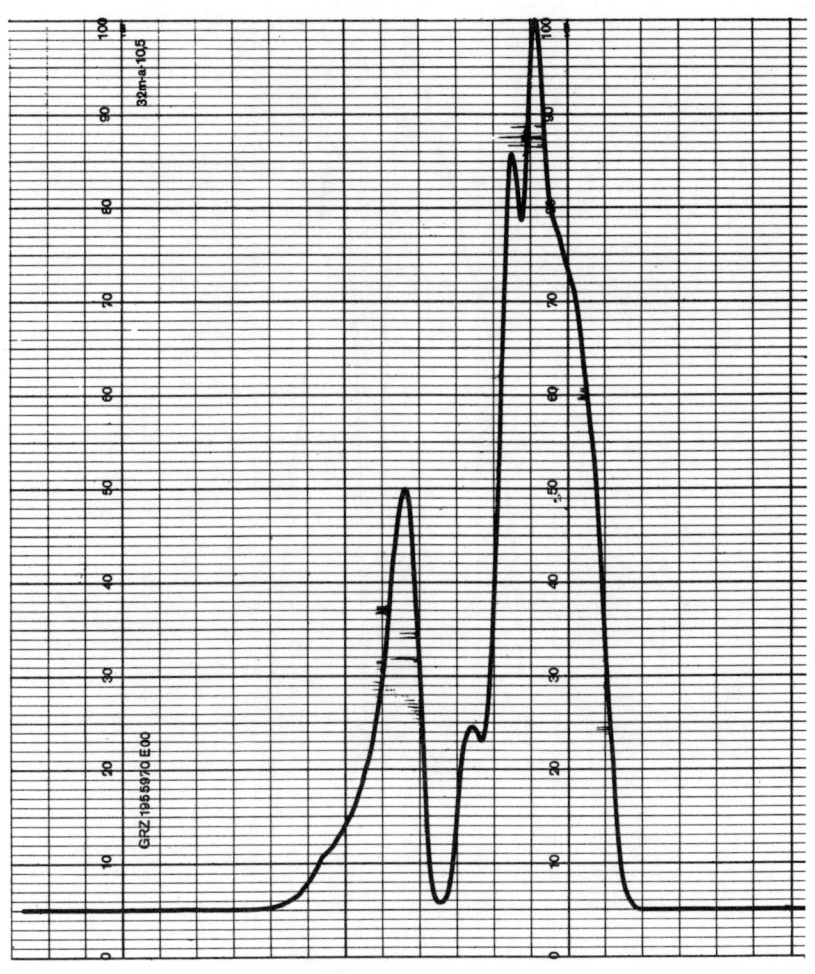

PRIVATES FORSCHUNGSINSTITUT FÜR
Radiästhesie und Bio-Physik
6149 FÜRTH/ODW., FAHRENBACHER STR. 22

| 301 | 02 | 01 |

HOLLY

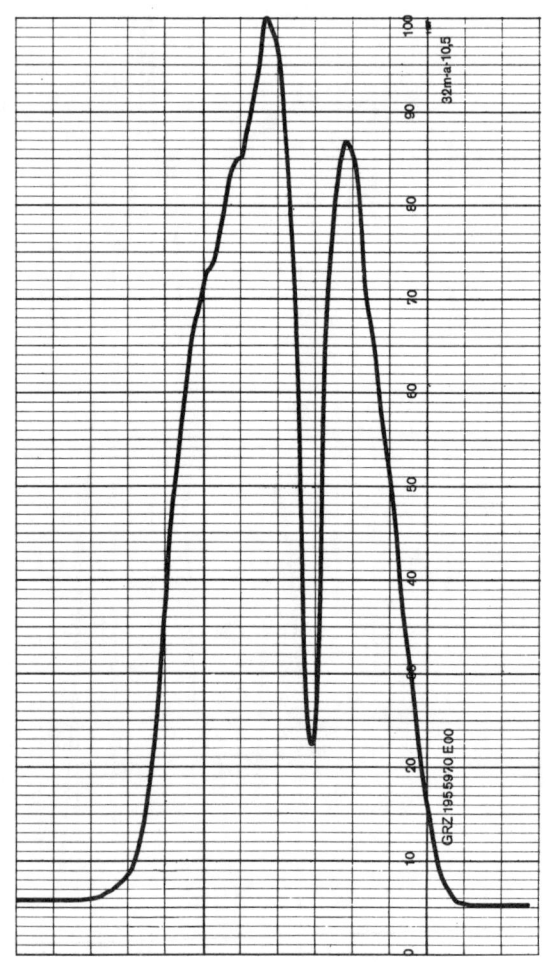

PRIVATES FORSCHUNGSINSTITUT FÜR
Radiästhesie und Bio-Physik
6149 FÜRTH/ODW., FAHRENBACHER STR. 22

| 3 03 | 0 1 | 04 |

SCLERANTHUS

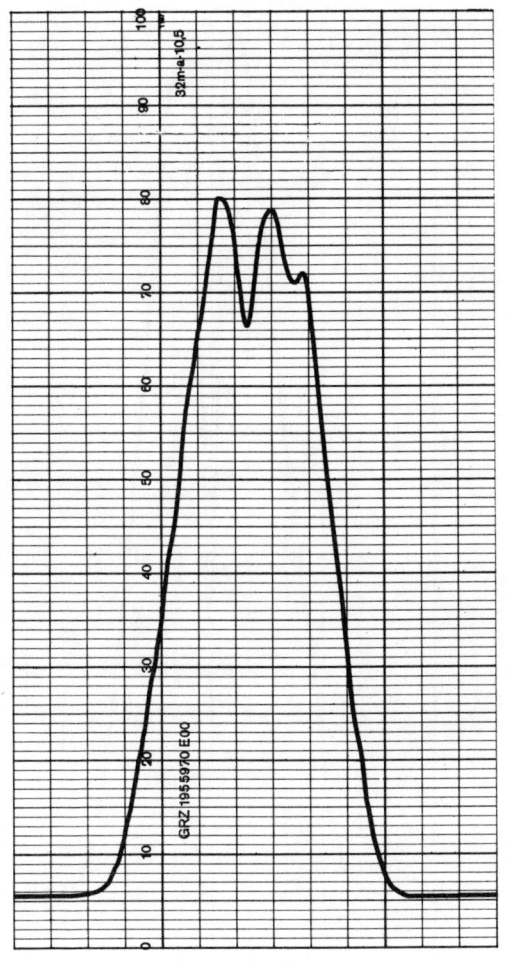

PRIVATES FORSCHUNGSINSTITUT FÜR
Radiästhesie und Bio-Physik
6149 FÜRTH/ODW., FAHRENBACHER STR. 22

| 304 | 01 | 08 |

WHITE CHESTNUT

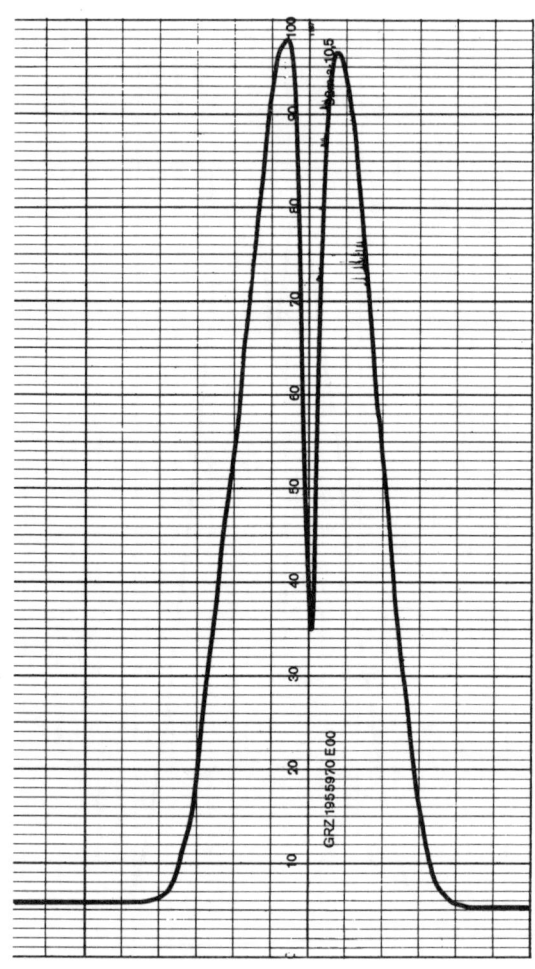

PRIVATES FORSCHUNGSINSTITUT FÜR
Radiästhesie und Bio-Physik
6149 FÜRTH/ODW., FAHRENBACHER STR. 22

STAR OF BETHLEHEM

Anhang

Dieser Fragebogen in einer verkürzten Neubearbeitung kann in größerer Stückzahl auch direkt beim Dr. Edward Bach Centre, German Office, Mechthild Scheffer, Eppendorfer Landstraße 32, 2000 Hamburg 20 bzw. beim Dr. Edward Bach Centre, Swiss Office, Alte Landstr. 57, CH-8700 Küsnacht, bezogen werden.

Fragebogen zur Selbstbestimmung der richtigen Bach-Blütenessenzen-Kombination

Dieser Fragebogen ist als Hilfestellung für Ärzte, Heilpraktiker und Selbstbehandler gedacht, die der Blüten-Therapie noch relativ neu gegenüberstehen. Er ermöglicht einen guten Einstieg in die Auseinandersetzung mit den 38 Bach-Konzepten, soll aber ein gründliches Diagnose-Gespräch oder eine tiefere Selbstauseinandersetzung nicht ersetzen. Mit wachsender Kenntnis der verschiedenen Blüten-Konzepte sollte sich seine Benutzung erübrigen. Er wurde in erster Linie zur Selbsterforschung seelisch, im Prinzip gesunder Menschen entwickelt. Kranke sollten ihn zusammen mit ihrem Arzt oder Heilpraktiker ausfüllen. Der Fagebogen soll Ihnen vor allem helfen, die Bach-Blütenessenzen zu erkennen, die zur Reharmonisierung *Ihrer jetzigen seelischen Situation* geeignet sein können.

Den von Edward Bach gefundenen 38 Blütenessenzen sind jeweils 4 Fragen zugeordnet. Da manche Zustände nur in bestimmten Lebensbereichen oder zu gewissen Zeiten auftreten, wurden die Fragen in 4 Gruppen unterteilt:

Gruppe 1
Ich und mein jetziger Zustand
Hier sind nur die Zustände gemeint, die im Moment, das heißt z.B. in den letzten 3 Tagen genau für Sie zutreffen, selbst wenn diese Eigenschaften normalerweise *nicht* charakteristisch für Sie sind. (Es kann z.B. sein, daß Sie in den letzten 3 Tagen in einer bestimmten Angelegenheit extrem ungeduldig reagieren, obwohl Ungeduld normalerweise nicht zu Ihren Charakterzügen gehört. Trotzdem würde in diesem akuten Zustand die Blütenessenz Impatiens kurzfristig für Sie hilfreich sein können.)

Gruppe 2 und 3
Ich und meine Schwierigkeiten – Ich und meine Umwelt
In diesen beiden Gruppen geht es um Zustände, die Sie, falls zutreffend, gut an sich kennen, und die sich in Ihrem Leben immer wieder störend bemerkbar machen. Es handelt sich dabei um negative Gefühlskonzepte oder seelische Mißverständnisse, an denen Sie längerfristig arbeiten müssen, um das dahinterstehende positive Energiepotential freizusetzen.

Gruppe 4
Ich und meine Vergangenheit
Diese Gruppe soll hilfreich sein, Ihren Blick für negative Gefühlskonzepte zu schärfen, die man zwar glaubt, im Griff zu haben, die aber erfahrungsgemäß eher verdrängt als verarbeitet wurden. Diese Blüten könnten als Entscheidungshilfe für die Auswahl der derzeitigen Blütenessenz-Kombination dienen (Näheres unter Endauswertung) bzw. im weiteren Verlauf Ihrer seelischen Ausleitungstherapie mit den Bach-Blütenessenzen aktuell werden.

Bitte beantworten Sie jede Frage. Kreuzen Sie die dafür vorgesehenen Kästchen »trifft zu« oder »trifft nicht zu« an. Lassen Sie bitte keine Frage aus und denken Sie bei der Beantwortung der Fragen nicht zu lange nach. Falsche und richtige Antworten gibt es nicht. Auch können verständlicherweise innerhalb eines derartigen Fragebogens nicht alle individuellen, möglicherweise differenzierteren Seelenregungen berücksichtigt werden. Deshalb werden Sie vielleicht mit der einen oder anderen Frage zunächst nichts anfangen können. Notieren Sie sich diese Fragen und überprüfen Sie in einem zweiten Schritt noch einmal, ob Sie nicht doch Stellung beziehen können.

Füllen Sie den Fragebogen nach Möglichkeit allein aus. Zum Ausfüllen brauchen Sie ca. eine halbe Stunde, mancher wird auch etwas länger brauchen. Bevor Sie an die Endauswertung des Fragebogens gehen, d.h. die Kreuze aus dem Fragebogen auf die Auswertungs-Tabelle übertragen, sollten Sie sich eine kleine Erholungspause gönnen.

Gruppe 1
Ich und meine jetzige Situation

(Bitte antworten Sie hier ganz spontan)

	Kenn-buch-staben	trifft zu	trifft nicht zu
Zur Zeit mache ich mir große Sorgen um einen mir nahestehenden Menschen.[1]	OR 1		
Ich bin zur Zeit total mit meiner Kraft am Ende – seelisch und körperlich völlig erschöpft.[2]	QO 1		
Es gibt da etwas, das ich mir nicht richtig verzeihen kann...[3]	PP 1		
Ich habe etwas erlebt, das mich sehr schockiert hat und das ich noch nicht verkraftet habe.[4]	KS 1		
In den letzten Tagen reagiere ich gereizt und ungeduldiger als es sonst meine Art ist.[5]	VI 1		
Ich verspüre den starken Wunsch, mich von etwas zurückzuziehen.[6]	FW 1		
Mich verfolgen immer wieder die gleichen Gedanken und Bilder, aber ich kann sie nicht abstellen.[7]	EW 1		
Ich fürchte durchzudrehen oder auszuflippen.[8]	HC 1		
Zur Zeit habe ich wenig Selbstvertrauen und fühle mich anderen unterlegen.[9]	UL 1		
Ich habe zur Zeit konkret Probleme mit Befehlen und Gehorchen.[10]	HV 1		
Meine inneren Befürchtungen und Probleme überspiele ich soweit möglich durch eine Haltung der Fröhlichkeit und Sorglosigkeit.[11]	NA 1		
Im Moment habe ich das Gefühl, daß ich mich zu stark beeindrucken lasse und mich eigentlich stärker durchsetzen müßte.[12]	KC 1		
Ich bin total entmutigt und deprimiert, weil die Dinge anders gelaufen sind, als ich erwartet habe.[13]	BG 1		

117

	Kenn- buch- staben	trifft zu	trifft nicht zu
Zur Zeit muß ich mir manches, was ich möchte, versagen.[14]	MR 1		
Ich sehe so viele Möglichkeiten vor mir, daß ich mich für nichts klar entscheiden kann; das ist unbefriedigend.[15]	DW 1		
Ich befinde mich in einer Situation, die mich in große Angst versetzt.[16]	NR 1		
Ich bemerke, daß ich mich in wichtigen Situationen zu sehr von Kleinigkeiten irritieren und ablenken lasse.[17]	DC 1		
Ich bin bestimmten Umständen machtlos ausgeliefert.[18]	BW 1		
Mir macht zur Zeit die Dummheit anderer Menschen sehr zu schaffen.[19]	LB 1		
Ich bin mir zur Zeit gar nicht sicher, ob ich mit meiner eigenen Meinung richtig liege.[20]	IC 1		
Ich weiß auch nicht, warum mir in letzter Zeit bestimmte Dinge immer wieder mißlingen...[21]	GC 1		
Zur Zeit fühle ich mich wie ein Kämpfer auf verlorenem Posten, der trotzdem immer weiter kämpft.[22]	RO 1		
Ich fühle mich melancholisch und vom normalen Leben und Empfinden abgetrennt – ohne daß ich Gründe dafür weiß.[23]	SM 1		
Es gibt Anzeichen dafür, daß ich in eine neue Lebensphase eintrete.[24]	GW 1		
Zur Zeit habe ich eine oder mehrere ganz konkrete Ängste.[25]	TM 1		
Mir fehlt die seelische Spannkraft, um meine Alltagspflichten mit Schwung angehen zu können.[26]	WH 1		
Gedanklich hänge ich immer noch einem bestimmten Ereignis meiner Vergangenheit nach.[27]	XH 1		
Ich glaube, ich übertreibe in meinem Einsatz, denn ich kann mich kaum noch entspannen.[28]	IV 1		

	Kenn-buch-staben	trifft zu	trifft nicht zu
Ich bin in meinen Gefühlen verletzt und habe Schwierigkeiten, damit fertig zu werden.[29])	YH 1		
Meine Lage ist ausweglos, ich weiß nicht mehr weiter.[30])	JS 1		
Obwohl eigentlich alles in Ordnung ist, fühle ich mich völlig ausgelaugt, energielos und apathisch.[31])	CW 1		
Weil ich für alle nur das Beste wollte, tut es mir jetzt sehr weh, mißverstanden zu werden.[32])	FC 1		
Ich werde gedanklich zwischen zwei Möglichkeiten hin- und hergerissen, möchte die Entscheidung aber allein finden.[33])	LS 1		
Ich fühle mich von vielfältigen Verantwortungen überrollt und weiß nicht mehr, wo ich anfangen soll.[34])	CE 1		
In den letzten Tagen bin ich unterschwellig ängstlich, gerate in Panik, ohne daß ich weiß warum.[35])	MA 1		
Offensichtlich bin ich zur Zeit so mit mir selbst beschäftigt, daß ich für die Probleme anderer kaum eine Antenne habe.[36])	ZH 1		
Ich bin ziemlich mutlos und wage es kaum noch, auf eine Änderung meiner Situation zu hoffen.[37])	AG 1		
Zur Zeit bin ich häufig mit meinen Gedanken ganz woanders – nur nicht da, wo ich sein sollte.[38])	EC 1		

119

Gruppe 2

Ich und meine Schwierigkeiten oder Eigenheiten

(Bitte hier nicht zu lange nachdenken)

	Kenn-buch-staben	trifft zu	trift nicht zu
Ich gerate immer wieder in die gleichen Schwierig-keiten.[39]	GC2		
Ich sage mir fast täglich, »schlapp machen gilt nicht«.[40]	RO2		
Obwohl ich weiß, was ich kann, zweifle ich zeit-weise total an meinen Fähigkeiten.[41]	CE2		
Wenn ich in meinen positiven Gefühlen enttäuscht werde, schlagen sie sehr oft krass ins Gegenteil um.[42]	YH2		
Ich muß zugeben, daß ich mich gern mit meiner Meinung durchsetze – aber erwiesenermaßen habe ich meistens recht.[43]	HV2		
Oft kann mir mein eigenes Denken richtig Angst machen.[44]	HC2		
Ich habe häufig das Gefühl, mich innerlich oder äußerlich von etwas reinigen zu müssen.[45]	DC2		
Oft fühle ich den inneren Drang, mit jedem über mich zu sprechen. [46]	ZH2		
Ich neige dazu, mich für die Fehler anderer mitver-antwortlich zu fühlen.[47]	PP2		
Es fällt mir schwer, mich spontan in eine Situation oder ein Gespräch einzufädeln; darum halte ich mich eher zurück.[48]	FW2		
Ich muß noch mehr lernen, mir selbst treu zu blei-ben – auch gegen Widerstände.[49]	GW2		
Es macht mich ganz kribbelig, wenn andere so lang-sam sind. Darum arbeite ich lieber allein.[50]	VI2		
Ich weiß, daß ich in einigen Lebensbereichen des Guten zuviel tue und andere mit meiner Dynamik förmlich überrolle.[51]	IV2		

	Kenn-buch-staben	trifft zu	trifft nicht zu
Ich habe oft das Gefühl der völligen Teilnahmlosigkeit und inneren Leere.[52]	CW 2		
Ich habe heimlich »kleine Laster«, von denen niemand etwas wissen darf.[53]	NA 2		
Ich finde, daß an vielen Standpunkten etwas Wahres dran ist und fühle mich immer wieder veranlaßt, meine Entscheidungen zu revidieren.[54]	IC 2		
Tief im Inneren bin ich unzufrieden, weil ich meinen Platz im Leben noch nicht gefunden habe.[55]	DW 2		
Ich gerate häufig in panische Angstzustände und bekomme dann z.B. feuchte Hände, Atembeschwerden, Herzklopfen oder Durchfall.[56]	NR 2		
Viele meiner Ziele erreiche ich lieber auf indirektem Wege.[57]	FC 2		
Zunächst bin ich grundsätzlich skeptisch...[58]	BG 2		
Auch zu Dingen, die mir Spaß machen, kann ich mich vor Müdigkeit oft nicht mehr aufraffen.[59]	QO 2		
Ich fühle mich als Opfer ungerechter Umstände, darüber bin ich verbittert.[60]	BW 2		
Es fällt mir oft schwer »nein« zu sagen.[61]	KC 2		
Wenn in meiner Familie jemand krank wird, befürchte ich gleich das Schlimmste.[62]	OR 2		
Unangenehme Ereignisse werden gedanklich wieder und wieder von mir durchgespielt, ohne daß ich zu einem Ergebnis komme.[63]	EW 2		
Von Haus aus bin ich ängstlich, schüchtern und in vielem überempfindlich.[64]	TM 2		
Es fällt mir innerlich schwer zu sagen: »Man soll die Hoffnung nicht aufgeben.«[65]	AG 2		
Ich neige dazu, mit meinen Gedanken in vergangenen Zeiten zu verweilen...[66]	XH 2		

	Kenn-buch-staben	trifft zu	trifft nicht zu
Ich gerate häufiger als andere Menschen an die äußerste Grenze meiner seelischen Belastungsfähigkeit.[67]	JS 2		
Ich bin sehr streng mit mir und ertappe mich laufend dabei, mir irgend etwas zu verbieten.[68]	MR 2		
Ich habe Zeiten, in denen ich dazu neige, das Gefühl der Traurigkeit fast zu genießen.[69]	SM 2		
Schon morgens im Bett zweifle ich daran, ob ich den Tagesablauf bewältigen werde – wenn ich dann in Gang bin, wird es besser.[70]	WH 2		
Oft träume ich mit offenen Augen; schon als Kind war ich häufig nicht ganz da.[71]	EC 2		
Unschöne Erlebnisse und Gefühle klingen noch lange in mir nach, ich werde sie innerlich schwer wieder los.[72]	KS 2		
Weil ich schon im voraus weiß, daß ich es nicht schaffe, versuche ich vieles gar nicht erst.[73]	UL 2		
Anderer Leute Schwächen fallen mir sofort ins Auge.[74]	LB 2		
Sehr häufig habe ich ohne eigentlich Grund ein unbestimmtes Gefühl von Angst und Gefahr.[75]	MA 2		
Weil ich schnell auf Außenreize anspringe, verliere ich immer wieder mein inneres Gleichgewicht.[76]	LS 2		

122

Gruppe 3
Ich und meine Umwelt

(Bitte hier nicht zu lange nachdenken)

	Kenn-buchstaben	trifft zu	trifft nicht zu
Andere finden, daß ich mich zu sehr abrackere.[77]	RO 3		
Man wirft mir vor, ich sei zu kritisch und müßte toleranter sein.[78]	LB 3		
Was die Zukunft anbelangt, habe ich ziemlich resigniert.[79]	AG 3		
Ich glaube, daß sehr viele Menschen nichts tun, ohne zu überlegen, was dabei für sie »herausspringt«.[80]	FC 3		
Ich mißtraue häufig meiner eigenen Urteilsfähigkeit und überbewerte die Meinung anderer.[81]	IC 3		
Mir hat das Leben vieles vorenthalten; das finde ich ungerecht.[82]	BW 3		
Meine Freunde belächeln mich zuweilen wegen meiner strengen Lebensprinzipien.[83]	MR 3		
Was ich an anderen bewundere, traue ich mir selbst nicht zu.[84]	UL 3		
Gefühle der Eifersucht, Rache oder Schadenfreude sind mir bestens vertraut.[85]	YH 3		
Ich spüre schnell, was andere von mir erwarten und kann dann nicht umhin, es auch zu tun.[86]	KC 3		
Bei gewissen Menschen oder in manchen Räumen wird mir oft ganz plötzlich unbehaglich oder unheimlich zumute.[87]	MA 3		
Meine Umgebung weiß, daß ich sehr schnell hochgehe aber daß mein Zorn auch ebenso schnell wieder verraucht.[88]	VI 3		
Ich möchte mich innerlich nicht festlegen und gerate deshalb wohl immer wieder in unbefriedigende Situationen.[89]	DW 3		

	Kenn- buch- staben	trifft zu	trifft nicht zu
Seine Gefühle und Verwundbarkeiten zeigt man besser nicht.[90])	NA 3		
Ich habe schon oft geglaubt, alles wäre zu viel, habe es dann aber doch immer irgendwie geschafft.[91])	WH 3		
Manche werfen mir vor, mein Denken kreise nur um mich und meine Probleme.[92])	ZH 3		
Öfter ertappe ich mich bei dem Gedanken, wie schön es wäre, Vergangenes ungeschehen machen zu können.[93])	XH 3		
Alles um mich muß seine Ordnung haben; dabei passiert es mir, daß ich mich in Kleinigkeiten verzettele.[94])	DC 3		
Im Umgang mit Menschen bemühe ich mich sehr um Distanz.[95])	FW 3		
Ich beobachte, daß ich schneller ermüde als die meisten Menschen in meiner Umgebung.[96])	QO 3		
Meine Freunde werfen mir vor, daß ich in meiner Begeisterung für eine Idee zuweilen etwas fanatisch reagiere.[97])	IV 3		
Manche Leute sind so anmaßend, daß ich am liebsten immer das Gegenteil von dem tun würde, was sie meinen – egal ob sie recht haben oder nicht.[98])	HV 3		
Von Zeit zu Zeit überfällt mich grundlos eine Schwermut, die erfahrungsgemäß ebenso plötzlich wieder vergeht.[99])	SM 3		
Man wirft mir vor, daß ich immer wieder die gleichen Fehler mache.[100]	GC 3		
Ich habe zeitweilig das Gefühl, mein Denkapparat ist völlig überreizt.[101])	EW 3		
Die Unverfrorenheit mancher Mitmenschen trifft mich wie ein Hammerschlag und verschlägt mir die Sprache.[102])	KS 3		

124

	Kenn-buch-staben	trifft zu	trifft nicht zu
Es könnte sein, daß ich mich von einem mir nahestehenden Menschen (z. B. Mutter, Vater, Partner, Großvater o. ä.) noch nicht richtig abgenabelt habe. [103])	OR 3		
Sehr häufig gibt es Anlässe, die mich innerlich in Panik versetzen. [104])	NR 3		
Das Leben hat mich gelehrt: »Man muß sich halt in sein Schicksal fügen.« [105])	CW 3		
Meine Umwelt ist sehr überrascht, wenn ich doch mal die Kontrolle über mich verliere...[106])	HC 3		
Wenn ich krank, deprimiert oder erschöpft bin, habe ich das Gefühl, mich bei meiner Umgebung dafür entschuldigen zu müssen. [107])	PP 3		
Ich komme sehr leicht aus der Balance; meine Stimmungen wechseln schneller als bei anderen Menschen. [108])	LS 3		
Ich kenne sehr gut das Gefühl, innerlich mit dem Rücken zur Wand zu stehen und zu glauben: mir kann kein Mensch mehr helfen. [109])	JS 3		
Ich werde leicht verlegen, wenn ich vor fremden Menschen sprechen muß. [110])	TM 3		
Bei der Verfolgung meiner eigenen Grundsätze habe ich immer wieder damit zu tun, mich von anderen nicht beeinflussen oder verunsichern zu lassen. [111])	GW 3		
Alltagsdinge interessieren mich nur begrenzt. Ich räume der Phantasie in meinem Leben sehr viel Platz ein. [112])	EC 3		
Ich neige dazu, mich kräftemäßig zu übernehmen, weil ich andere Menschen nicht hängenlassen will. [113])	CE 3		
Mir wird gesagt, ich müßte mehr Zuversicht, Verankerungsgefühl, mehr Gottvertrauen haben. [114])	BG 3		

Gruppe 4
Ich und meine Vergangenheit
(Hier bitte etwas länger nachdenken)

	Kenn-buch-staben	trifft zu	trifft nicht zu
In der Schule fühlte ich mich im Vergleich zu meinen Mitschülern oft als Versager.[115]	UL 4		
In meiner Erziehung hat das Wort Verantwortung eine große Rolle gespielt.[116]	CE 4		
In den ersten Schulklassen habe ich Lernschwierigkeiten gehabt.[117]	GC 4		
Als Kind habe ich meiner Mutter sehr gern beim Aufräumen und Putzen geholfen.[118]	DC 4		
Mir ist es ausgesprochen schwergefallen, mich für einen Beruf zu entscheiden.[119]	DW 4		
Früher habe ich oft schlecht einschlafen können, weil mir so viele Gedanken durch den Kopf gingen.[120]	EW 4		
Wenn ich auf mein Leben zurückblicke, muß ich feststellen, daß ich immer wieder in seelische Grenzsituationen geraten bin.[121]	JS 4		
Als Kind war ich mit meinen Angehörigen seelisch so verbunden, daß ich ihre Nöte miterlebte als wären es meine eigenen.[122]	OR 4		
In meiner Jugend übernahm ich gern die Führung und bewahrte in Krisensituationen immer einen kühlen Kopf.[123]	HV 4		
Die Umstände meiner Geburt und allerfrühesten Kindheit waren ausgesprochen schwierig.[124]	CW 4		
Als Schulkind mußte ich immer alles 150prozentig machen, sonst fühlte ich mich nicht wohl.[125]	IV 4		
Ich träume heute noch von bestimmten Schockerlebnissen, die zum Teil schon Jahre zurückliegen.[126]	KS 4		

	Kenn-buch-staben	trifft zu	trifft nicht zu
Früher konnte ich sehr wütend, sogar jähzornig werden.[127]	YH 4		
Ich hatte schon von Kindheit an ein sehr schwaches Nervenkostüm.[128]	NR 4		
Ich habe mein Leben nach festen Prinzipien aufgebaut.[129]	MR 4		
Phasen großer Leistungsfähigkeit und extreme Erschöpfungszustände haben sich schon immer in meinem Leben abgewechselt.[130]	QO 4		
In der Schule machte es mir häufig Spaß, anderen Fehler nachzuweisen.[131]	LB 4		
Als Kind war ich zuweilen »Schlafwandler« – entweder nachts oder auch am Tag.[132]	EC 4		
Das Schicksal hat mir übel mitgespielt.[133]	BW 4		
Meine Gefühle schwankten schon immer zwischen himmelhochjauchzend – zu Tode betrübt.[134]	LS 4		
In meiner Familie gab es Menschen, die zur Schwermut neigten.[135]	SM 4		
Als Kind war ich zeitweise so unruhig, daß ich nicht lange auf einem Stuhl sitzen konnte.[136]	VI 4		
Ich habe schon früh in vielen Dingen anders und eigenständiger gedacht als meine Umgebung.[137]	GW 4		
In meiner Jugend hatte ich oft schlimme Impulse, die viel Selbstbeherrschung verlangten...[138]	HC 4		
Als Kind taten mir helles Licht, grelle Farben oder bestimmte Geräusche oft körperlich »weh«.[139]	TM 4		
Ich habe schon früher bei mir festgetellt, daß ich ohne eine Tasse Kaffee, Tee oder ein anderes Stimulanz überhaupt nicht richtig anfangen konnte zu arbeiten.[140]	WH 4		
Um »des lieben Friedens willen« habe ich schon manches Opfer gebracht.[141]	NA 4		

	Kennbuchstaben	trifft zu	trifft nicht zu
In meiner Jugend war ich viel mit chronisch kranken Menschen konfrontiert oder hatte/habe selbst eine chronische Krankheit.[142]	AG 4		
In Klassenarbeiten habe ich häufig etwas Richtiges wieder durchgestrichen und etwas Falsches dafür hingeschrieben – nur aus Unsicherheit.[143]	IC 4		
Als Kind hatte ich häufig nächtliche Ängste und merkwürdige Alpträume.[144]	MA 4		
Wenn ich mir als Kind etwas in den Kopf gesetzt hatte, habe ich auch Tricks benutzt, um es zu erreichen.[145]	FC 4		
Skepsis und Pessimismus waren in unserer Familie stark vertreten.[146]	BG 4		
Ich habe weniger Erinnerungen an meine Kindheit als die meisten anderen Menschen.[147]	XH 4		
Schon als Kind neigte ich dazu, schnell ein schlechtes Gewissen zu bekommen.[148]	PP 4		
Früher habe ich überall mitgeredet, egal ob ich etwas vom Thema verstand – einfach nur, um dabeizusein.[149]	ZH 4		
Ich habe schon früh versucht, allein zurechtzukommen, anstatt andere um Hilfe zu bitten.[150]	FW 4		
Als Kind war ich sehr gutmütig. Oft tat ich etwas anderes als ich eigentlich wollte.[151]	KC 4		
In unserer Familie galt es als selbstverständlich, durchzuhalten und eine Sache zu Ende zu bringen.[152]	RO 4		

Endauswertung

Übertragen Sie nun die Kreuze aus dem Fragebogen gruppenweise in die Kästchen der nebenstehenden Endauswertungs-Tabelle. Die Rubrik »trifft nicht zu« aus dem Fragebogen spielt für die Endauswertung keine Rolle und fehlt deshalb auf dieser Tabelle. Sie sehen nun auf einen Blick, welche Blütenkonzepte am häufigsten vertreten sind und welche Blüten-Essenzen gebraucht werden:

Gruppe 1 (S. 117–119): *Kurzzeitgebrauch für eine akute Situation*
Die in dieser Gruppe von Ihnen ausgewählten Blüten können Ihnen in einer *jetzt akuten Situation* kurzfristig hilfreich sein. Es kann durchaus sein, daß eine oder mehrere dieser Blütenkonzepte normalerweise nicht zu Ihrer Charakterstuktur gehören, aber jetzt, in einer spezifischen Situation, ganz genau passen.

Günstige Anwendungsform: Je 2 Tropfen aus der jeweiligen stockbottle in ein Wasserglas geben und über den Tag verteilt trinken. Dieses so viele Tage fortsetzen, bis man bemerkt, daß sich der akute Zustand aufgelöst hat.

Gruppe 2 u. 3 (S. 120–125): *Mischung für längeren Gebrauch*
Prüfen Sie hier, ob Sie bei den in diesen Gruppen ausgewählten Blüten eine oder beide Aussagen angekreuzt haben. Haben Sie beide Aussagen angekreuzt, so handelt es sich hier um eine Blüte, die Sie in den nächsten Wochen und Monaten regelmäßig zur Reharmonisierung eines lange bestehenden festgefahrenen Gefühlszustandes oder Verhaltensmusters einsetzen können, ein Blütenkonzept, das wahrscheinlich zu Ihrer Charakterstruktur gehört.

Dieses trifft auch zu, wenn Sie die gleiche Blüte in der 1. Gruppe sowie 1mal in der 2. oder 3. Gruppe angekreuzt haben.

Noch eindeutiger ist die Aussage natürlich dann, wenn Sie die betreffende Blüte in allen 4 Gruppen angekreuzt haben.

Denken Sie daran, daß es anfangs auch zu einer Intensivierung der Negativgefühle im Sinne einer homöopathischen Erstreaktion kommen kann, und lesen Sie dann nochmals das in Kapitel II des Buches »Erfahrungen mit der Bach-Blütentherapie« Gesagte durch.

Die Blütenessenzen aus diesen Gruppen mischt man sich am besten in der bekannten, in der Literatur beschriebenen Einnahmeflasche: 2 Tropfen aus jeder stockbottle auf eine 20- oder 30-ml-Flasche mit ¾ stillem Mineralwasser und ¼ Kognak, Alkohol oder Obstessig zur Konservierung.

Von dieser Mischung nimmt man so lange 4 × 4 Tropfen täglich ein, bis man von selbst feststellt, daß man sie nicht mehr braucht. Das kann je nach Typ und Situation von ca. 4 Wochen bis zu 4 Monaten dauern.

Gruppe 4 (S. 126–128): *Blüten, die später wichtig werden können*
Die hier angekreuzten Blüten können (müssen aber nicht) in den nächsten Monaten für Sie wichtig werden. Überdenken Sie diese Konzepte und überprüfen Sie später noch einmal, ob Sie diese Blüten brauchen oder nicht.

Sollten Sie die gleiche Blüte einmal in Gruppe 2 oder 3 und hier in Gruppe 4 angekreuzt haben, so können Sie diese Blüten auch noch in die unter »Längerfristig« ermittelte Kombination einfügen.

Tragen Sie nun am Fuß der Tabelle ein, welche Blüten Sie zum jetzigen Zeitpunkt tatsächlich einnehmen wollen:
Wenn es sehr viele Blüten sind, sollten Sie die Blüten zur Reharmonisierung eines akuten Zustandes (1. Gruppe) und die Blüten zur längerfristigen Harmonisierung Ihrer Charakterstruktur (2. u. 3. Gruppe) in jedem Fall getrennt einnehmen, und zwar so, wie unter 1. und 2. beschrieben.

Was tun, wenn mehr als 6 Blüten gleichzeitig zur Diskussion stehen?
Prüfen Sie, bei welcher der betreffenden Blüten Sie zusätzlich auch Aussagen in der 4. Gruppe »Ich und meine Vergangenheit« angekreuzt haben und geben Sie dieser Blüte dann den Vorzug vor den Blüten, bei denen Sie in der 4. Gruppe keine Aussagen angekreuzt haben.

Da alle Blüten-Essenzen miteinander harmonisieren, ist es am Anfang sicherer, eine Blüte mehr in der Kombination zu haben, als zu riskieren, daß eine vielleicht für die Gesamtwirkung entscheidende Blüte fehlt. Es können also, *besonders am Anfang* einer Bach-Blütentherapie, unbesorgt mehr als 6, z.B. 11 Blüten, kombiniert werden.

Wichtiger Hinweis:
Dieser Fragebogen ist zum Einstieg in die Bach-Blütenthe-rapie in erster Linie zur Selbstbeobachtung seelisch gesun-der Menschen entwickelt worden. Kranke sollten ihn in Zusammenarbeit mit ihrem behandelnden Arzt oder Heil-praktiker ausfüllen.

Für Ihre Mitteilung über die Erfahrungen, die Sie im Zusammenhang mit diesem Fragebogen machen und even-tuelle Verbesserungsvorschläge sind wir besonders dankbar.

Dieser Fragebogen kann in größerer Stückzahl auch direkt beim Dr. Edward Bach Centre bezogen werden (Anschriften s. S. 10).

Im Interesse aller Freunde der Bach-Blütentherapie muß ihre Entwicklung in den deutschsprachigen Ländern weiter-hin dokumentiert werden. Darum sind die Fallstudien von Kollegen sowie Erfahrungsberichte von interessierten Laien, besonders auch Beispiele von Träumen, notwendig und sehr willkommen. Allen künftigen Einsendern sei schon an dieser Stelle herzlich dafür gedankt.

Definition der Bach-Blüten-essenzen

38 subtile spezifische harmonische Energiefrequenzen, Infusionen von Blüten auf Quellwasser, d.h. mit subtilen Pflanzenenergien aufgeladene wäßrige Lösungen, die als Katalysatoren harmonisierend auf das menschliche Energiefeld einwirken können.

Die 38 Blüten wildwachsender Pflanzen und Bäume höherer Ordnung entsprechen 38 spezifischen seelischen Energiepotentialen (archetypischen Seelenkonzepten) im menschlichen Energiefeld.

Ziel der Bach-Blütentherapie
Re-Harmonisierung von negativen Gemütsstimmungen der Persönlichkeit (z.B. Angst, Mißtrauen, Minderwertigkeitsgefühlen), welche die geistig-seelische Entfaltung der Persönlichkeit behindern und schließlich auch Auslöser für körperliche Krankheiten werden können (z.B. Angst – Asthma usw.).

Auswirkung
Rückkoppelung an den eigenen göttlichen Wesenskern. Dadurch Auslösung einer Bewußtseinsvertiefung, gesteigerten Selbsterkenntnis, verstärkten Selbstfindung und Selbstentfaltung, damit auch Selbstheilung.

Therapeutischer Ansatz von Dr. Edward Bach

Seele: Er unterscheidet zwischen: Unser unsterblicher Anteil, unser göttlicher Wesenskern, unsere Verbindung mit dem Kosmos. Wirkt z.B. als Höheres Selbst, Intuition, Innerer Arzt; entwickelt Lebensplan, Aufgabe o.ä.

Persönlichkeit: Unser vergänglicher Teil, Charakter, das, was wir auf der Erde darstellen. Soll den Lebensplan realisieren. Sie hat verschiedene Energiepotentiale (Tugenden), z.B. Sanftmut, Durchsetzungskraft, Mut, Zielstrebigkeit.

Gesundheit: Lebensplan der Seele kann sich durch die Persönlichkeit verwirklichen. Tugenden werden entwickelt.

Krankheit: Mißverständnis zwischen den Absichten der Seele und den Einsichten der Persönlichkeit: Tugenden verkehren sich ins Gegenteil, werden Mängel: z.B. Grausamkeit, Haß, Egoismus, Habgier. Diese Mängel führen zu *negativen Gemütsstimmungen:* z.B. Ängstlichkeit, Verbitterung, Ungeduld, Unentschlossenheit. Negative Gemütsstimmungen »es ist der Geist, der sich den Körper baut« können sich längerfristig auch als *körperliche Krankheiten* materialisieren. Diese sind das *Korrektiv,* das die Seele benutzt, um den ursprünglich gewollten Zustand (Tugend) wiederherzustellen.

Beispiel:

| Tugend | = *Durchsetzungskraft* |
| Mißverständnis oder Mangel | = *Machtstreben* |

mögliche, damit verbundene negative Gemütshaltung	=	*Ungeduld*
mögliche körperliche Krankheit als Korrektiv	=	*Schlaganfall*
der Kranke erlebt	=	*Ohn-Macht*
er muß entwickeln	=	*Geduld* (ein Aspekt der Durchsetzungskraft)

Die Bach-Blüten-Therapie dient also der Behandlung des Charakters.

Körperliche Krankheiten sind in der Bach Blütentherapie höchstens Wegweiser zum eigentlichen Leidensgeschehen.

Vereinfachte Wirkungs-Hypothese der Bach-Blüten-essenzen

als Katalysatoren zu Reharmonisierungsprozessen im menschlichen Energiefeld

Gesundheit:
»Tugenden« werden
gelebt
(positive Gemüts-
stimmung)

· im Energiefeld herrscht Harmonie
· die Schwingungsfrequenz ist entsprechend hoch
· voller psychischer Energiefluß
· Höheres Selbst oder Intuition oder
innerer Arzt kann wirksam werden
· kontinuierliche Persönlichkeits-
entfaltung

Krankheit:
»Mängel« werden
gelebt
(negative Gemüts-
stimmung)

· energetische Blockaden oder Ver-
zerrungen
· die Schwingungsfrequenz ist ver-
langsamt
· psychischer Energiefluß ist eingeschränkt
· Höheres Selbst oder Intuition oder
innerer Arzt ist behindert
· gehemmte oder verzerrte Persön-
lichkeitsentfaltung

Einnahme der Bach-
Blüten bewirkt:
Tugenden können
wieder erreicht wer-
den. Rückkoppelung
an den eigenen gött-
lichen Wesenskern.

· impulsartige Überflutung der energetischen Blockade oder Verzerrung
mit der harmonischen Blütenener-
giefrequenz
· die verlangsamte Schwingungsfrequenz wird wieder beschleunigt
oder reharmonisiert.
· blockierte psychische Energie wird
freigesetzt
· Höheres Selbst oder Intuition oder
innerer Arzt kann wieder voll wirksam werden
· angelegte Persönlichkeitsentfal-
tung geht weiter

135

Institut für Bach-Blütentherapie
Forschung und Lehre
Mechthild Scheffer

Deutschland
Dr. Edward Bach Centre · German Office
Eppendorfer Landstraße 32 · D-20249 Hamburg
Telefon 040/461041 od. 43187813
Fax 040/470261 od. 4390528

Österreich
Dr. Edward Bach Centre · Austrian Office
Seidengasse 32/1 · A-1070 Wien
Telefon 0222/5265651-0 · Fax 0222/5265651 15

Schweiz
Dr. Edward Bach Centre · Swiss Office
Mainaustraße 15 · CH-8034 Zürich 8
Telefon 01/3823311 · Fax 01/3823319

✳ Wir pflegen das geistige Erbe von Dr. Edward Bach in den deutschsprachigen Ländern.

✳ Unsere Büros beraten in allen theoretischen und praktischen Fragen zur Original Bach-Blütentherapie.

✳ Wir veranstalten das offizielle Ausbildungsprogramm für Fachbehandler und ein breitgefächertes Programm von Selbsterfahrungs-Seminaren für Anwender und Patienten: die Original Dr. Bach-Blüten-Seminare.

✳ Wir benennen Fachberater, die diese Seminare absolviert haben.

✳ Wir versenden exklusiv Materialien zur Original Bach-Blütentherapie.

Essenzen* von Dr. Bach

21 Mustard
(Wilder Senf)
Perioden tiefer Traurigkeit kommen und gehen plötzlich ohne erkennbare Ursache.

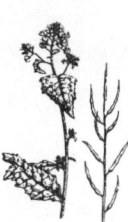

22. Oak *(Eiche)*
Der niedergeschlagene und erschöpfte Kämpfer, der trotzdem tapfer weitermacht und nie aufgibt.

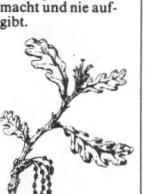

23. Olive *(Olive)*
Totale Erschöpfung, extreme Ermüdung von Körper und Geist.

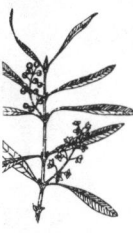

24. Pine *(Schottische Kiefer)*
Sebstvorwürfe, Schuldgefühle, Mutlosigkeit.

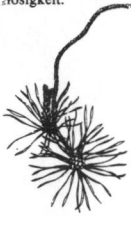

25. Red Chestnut
(Rote Kastanie)
Übertriebene Sorge und Angst um andere.

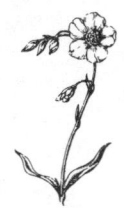

26. Rock Rose
(Gelbes Sonnenröschen)
Äußerst akute Angstzustände; Terror und Panikgefühle.

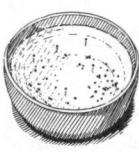

27 Rock Water
(Wasser aus heilkräftigen Quellen)
In der zähen Verfolgung bestimmter Ideale und Prinzipien, werden andere persönliche Bedürfnisse unterdrückt.

28. Scleranthus *(Einjähriger Knäuel)*
Unschlüssig, sprunghaft; innerlich unausgeglichen. Meinung und Stimmung wechseln von einem Moment z. anderen.

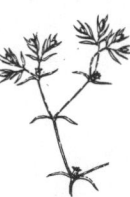

29. Star of Bethlehem *(Doldiger Milchstern)*
Nachwirkungen von körperlichen, seelischen oder geistigen Schocks, egal ob so weit zurückliegend oder erst kürzlich geschehen. „Der Seelentröster."

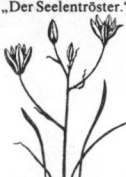

30. Sweet Chestnut *(Edelkastanie)*
Tiefste Verzweiflung. Man glaubt, die Grenze dessen, was ein Mensch ertragen kann, sei nun erreicht.

31. Vervain *(Eisenkraut)*
Im Übereifer, sich für eine gute Sache einzusetzen, treibt man Raubbau mit seinen Kräften; reizbar bis fanatisch.

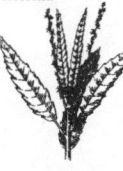

32. Vine *(Weinrebe)*
Dominierend, rücksichtslos, machthungrig, „der kleine Tyrann".

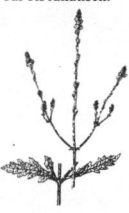

36. Wild Oat
(Waldtrespe)
Unbestimmtheit der Ambitionen, Unzufriedenheit, weil man seine Lebensaufgabe nicht findet.

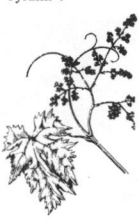

33. Walnut *(Walnuß)*
Vorübergehendes Verunsicherungsgefühl, Beeinflußbarkeit und Wankelmut während entscheidender Neubeginn-Phasen im Leben. „Die Blüte, die den Durchbruch schafft."

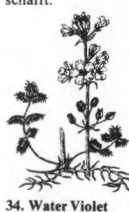

34. Water Violet *(Sumpfwasserfeder)*
Zeitweise: innere Reserviertheit, stolze Zurückhaltung, isoliertes Überlegenheitsgefühl.

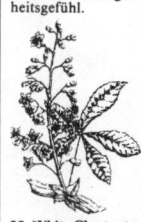

35. White Chestnut *(Weiße Kastanie)*
Bestimmte Gedanken kreisen unaufhörlich im Kopf, man wird sie nicht wieder los, innere Selbstgespräche und Dialoge.

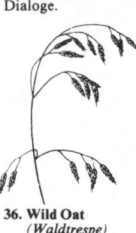

37. Wild Rose
(Heckenrose)
Teilnahmslosigkeit, Apathie, Resignation, innere Kapitulation.

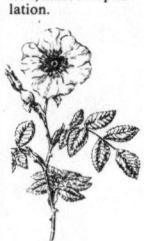

38. Willow
(Gelbe Weide)
Innerer Groll, Verbitterung, „Das Opfer des Schicksals".

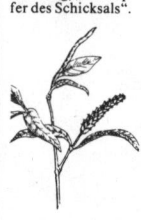

39. Rescue Remedy
(Notfalltropfen)
„Erste-Hilfe-Tropfen": Eine Mischung aus Nr. 6, 9, 18, 26 u. 29. Nach Schreck und schockierenden Erlebnissen. Vor Aufregungen und spannungsreichen Situationen.

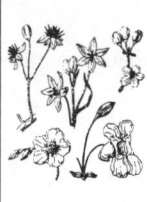

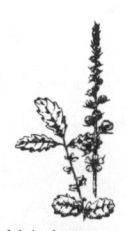

1.* **Agrimony** *(Odermennig)* Man versucht, quälende Gedanken und innere Unruhe hinter einer Fassade von Fröhlichkeit und Sorglosigkeit zu verbergen.

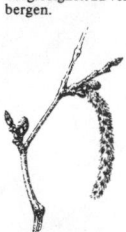

2. Aspen *(Zitterpappel)* Unerklärliche, vage Ängstlichkeiten, Vorahnungen, geheime Furcht vor irgendeinem drohenden Unheil.

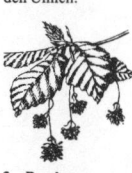

3. Beech *(Rotbuche)* Kritiksucht, Arroganz, Intoleranz. Man verurteilt andere ohne jedes Einfühlungsvermögen.

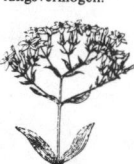

4. Centaury *(Tausendgüldenkraut)* Schwäche des eigenen Willens, Überreaktion auf die Wünsche anderer, seine Gutmütigkeit wird ausgenutzt, kann nicht nein sagen.

5 Cerato *(Bleiwurz)* Mangelndes Vertrauen in die eigene Meinung

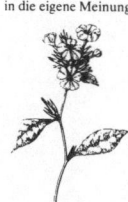

6. Cherry Plum *(Kirschpflaume)* Angst davor, innerlich loszulassen; Angst, den Verstand zu verlieren; Angst vor seelischen Kurzschlußhandlungen; wilde Temperamentausbrüche.

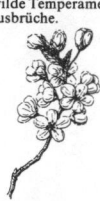

7. Chestnut Bud *(Knospe d. Roßkastanie)* Man macht immer wieder die gleichen Fehler, weil man Erfahrungen nicht wirklich verarbeitet, nicht daraus lernt.

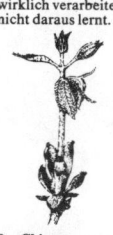

8. Chicory *(Wegwarte)* Besitzergreifende Persönlichkeitshaltung, die sich übermäßig einmischt und kritisiert. Man erwartet von seiner Umgebung volle Zuwendung.

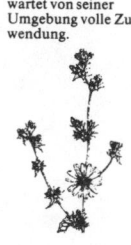

9. Clematis *(Weiße Waldrebe)* Tagträumer; mit den Gedanken immer ganz woanders; zeigt wenig Aufmerksamkeit für das, was um ihn herum vorgeht.

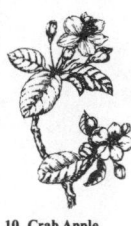

10. Crab Apple *(Holzapfel)* Man fühlt sich innerlich oder äußerlich beschmutzt, unrein oder infiziert. Detailkrämer. Die Reinigungsblüte.

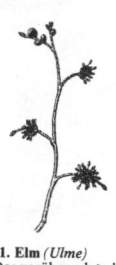

11. Elm *(Ulme)* Das vorübergehende Gefühl, seiner Aufgabe oder Verantwortung nicht gewachsen zu sein.

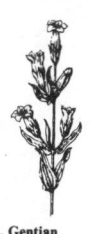

12. Gentian *(Herbstenzian)* Skeptisch, zweifelnd, pessimistisch, leicht entmutigt.

13. Gorse *(Stechginster)* Ohne Hoffnung, völlig verzweifelt.

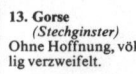
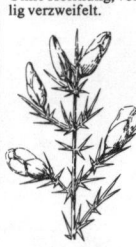

14. Heather *(Schottisches Heidekraut)* Selbstbezogen, völlig mit sich beschäftigt, braucht ständig Publikum, „das bedürftige Kleinkind".

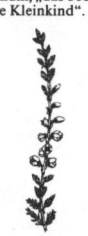

15. Holly *(Stechpalme)* Eifersucht, Mißtrauen, Haß und Neidgefühle auf allen Ebenen.

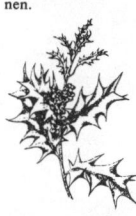

16. Honeysuckle *(Jelängerjelieber)* Sehnsucht nach Vergangenem; Bedauern über Vergangenes; lebt nicht in der Gegenwart.

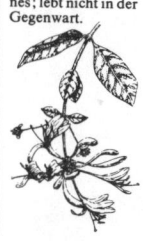

17. Hornbeam *(Weißbuche)* Man glaubt, man wäre zu schwach, um die täglichen Pflichten zu bewältigen, schafft es dann aber doch.

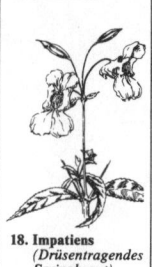

18. Impatiens *(Drüsentragendes Springkraut)* Ungeduldig, leicht gereizt, überschießende Reaktionen.

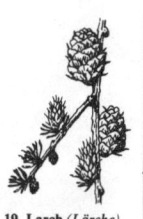

19. Larch *(Lärche)* Erwartung von Fehlschlägen durch Mangel an Selbstvertrauen, Minderwertigkeitskomplexe.

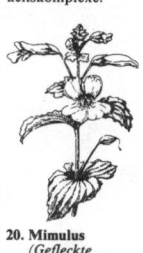

20. Mimulus *(Gefleckte Gauklerblume)* Spezifische Ängste, die man benennen kann; Furchtsamkeit, „Angst vor der Welt".

* Da die Ordnungszahlen sich auf die alphabetische Reihenfolge der englischen Originalbezeichnungen beziehen, wurden hier die engl. Namen der Pflanzen als Stichwort beibehalten; die jeweilige deutsche Bezeichnung wurde in Klammern dazugesetzt.

AUSWERTUNGSTABELLE

(Bitte nach dem Ausfüllen des gesamten Fragebogens die zutreffen

	Kurzfristig (Gruppe 1, S. 117–119)	**Längerfristig** (Gruppe 2 u. 3, S. 120–125)		**Könnte später wichtig werden** (Gruppe 4, S. 126–128)
AG = Gorse	AG1	AG2	AG3	AG4
BG = Gentian	BG1	BG2	BG3	BG4
BW = Willow	BW1	BW2	BW3	BW4
CE = Elm	CE1	CE2	CE3	CE4
CW = Wild Rose	CW1	CW2	CW3	CW4
DC = Crab Apple	DC1	DC2	DC3	DC4
DW = Wild Oat	DW1	DW2	DW3	DW4
EC = Clematis	EC1	EC2	EC3	EC4
EW = White Chestnut	EW1	EW2	EW3	EW4
FC = Chicory	FC1	FC2	FC3	FC4
FW = Water Violet	FW1	FW2	FW3	FW4
GC = Chestnut Bud	GC1	GC2	GC3	GC4
GW = Walnut	GW1	GW2	GW3	GW4
HC = Cherry Plum	HC1	HC2	HC3	HC4
HV = Vine	HV1	HV2	HV3	HV4
IC = Cerato	IC1	IC2	IC3	IC4
IV = Vervain	IV1	IV2	IV3	IV4
JS = Sweet Chestnut	JS1	JS2	JS3	JS4
KC = Centaury	KC1	KC2	KC3	KC4
KS = Star of Bethlehem	KS1	KS2	KS3	KS4